Daphne Wurzbacher

Leben mit CFS/ME

Ein Schreibprojekt mit Betroffenen des Chronischen Erschöpfungssyndroms

EDITION OCTOPUS

Zu diesem Buch:
CFS/ME ist eine Erkrankung, die hierzulande immer noch wenig bekannt ist. In Deutschland wird CFS/ME überwiegend als psychisch bedingte Erkrankung angesehen und der medizinische Hintergrund verharmlost. Was bedeutet das für die Betroffenen? Wie wirkt sich die Krankheit und deren Einordnung auf ihr Leben aus?
Das Buch gibt Einblick in Erfahrungen und Gefühle der Erkrankten und beleuchtet mit Hintergrundtexten und Informationen zu medizinischen und psychologischen Aspekten der Situation, was Leben mit CFS/ME hier und heute bedeutet.
Dabei wird auch deutlich, wo medizinische, psychologische und auch gesundheitspolitische Hilfe sowie unmittelbare praktische Selbsthilfe ansetzen können, um positive Entwicklungen zu fördern.

Zur Autorin:
Daphne Wurzbacher, geb. am 15.4.1960, hat in Berlin Soziologie und Jura studiert und ihr Studium mit dem 1.juristischen Staatsexamen abgeschlossen. Heute lebt sie als freie Künstlerin und Autorin in Münster (Westf.).

Daphne Wurzbacher, »Leben mit CFS/ME«

Die Edition Octopus erscheint im
Verlagshaus Monsenstein und Vannerdat OHG Münster
www.edition-octopus.de

Satz: D. Wurzbacher
Umschlag: D. Wurzbacher
Druck und Bindung: MV-Verlag

ISBN 978-3-86582-667-1

INHALT

„Guten Abend.“
„Guten Abend.“
„Wie weit ist es zu dir?“
„Weit ist es, weit.“
„Und weit ist es zu mir.“

Ingeborg Bachmann,
Undine geht

Dein Blick spurt im Nebel:
Die auf Widerruf gestundete Zeit
wird sichtbar am Horizont.

Ingeborg Bachmann,
Die gestundete Zeit

Einführung: Die gestundete Zeit

Alles hat seine Zeit: Nüchternheit hat ihre Zeit. Träume haben ihre Zeit. Visionen haben ihre Zeit. Alles braucht seine Zeit. Marcel Proust suchte nach der verlorenen Zeit. Uns fehlt oft die Zeit. Hat er seine gefunden? Manchmal haben wir zu viel Zeit, und sie vergeht einfach nicht. Dann versuchen wir sie totzuschlagen. Aber wenn einem die Stunde schlägt, dann steht die Zeit still, und es verschlägt dir den Atem.

Es kommt mir vor, mit CFS/ME, dem Chronic Fatigue Syndrome/ Myalgic Encephalopathy, zu deutsch: Chronisches Erschöpfungssyndrom/Myalgische Enzephalopathie, von dem unser Buch handeln wird, verlangsamt sich so das Leben, dass Freunde und Bekannte der Kranken, die früher in der gleichen Zeit lebten, im Vergleich zu ihrem jetzigen Tempo in eine andere Zeit voran getrieben sind. Sie liefen mit dem Glück davon, oder auch mit ihrem geschenkten Gaul, den sie dafür hielten. Man kann die Zeit nicht zurück drehen, und jetzt leben die anderen, die Freunde von gestern in einer anderen, einer parallelen Welt. Selbst wenn sie die Kranken anfassen gibt es kaum noch Berührungspunkte, und sie können ihre Welt nicht mehr wirklich „begreifen". Ihr Zeitstrom reißt sie ohnehin schnell wieder weiter, und im Bruchteil einer Sekunde haben sie den Kontakt mit dem „Jenseits" der Kranken schon wieder verloren.

Wer stundet wem die Zeit? Und welche Zeit ist gestundet? Wer taucht auf, wer geht fort, die Kranken oder die Gesunden? Gehen sie in eine andere Zeit oder eine andere Welt, bedeutet es Vernichtung oder Erlösung, Fortkommen auf neuen Wegen oder Stagnation und eingeschlossen sein? Ist nur die Zeit gestundet, die vergehen muss bis ein Heilmittel auftaucht, das die Kranken erlöst, wiederherstellt, bis die Wissenschaft das Rätsel CFS/ME löst? Oder wurde ihnen die Zeit gestundet, verlangsamt, auch geschenkt, eine Zeit außerhalb der Wirklichkeit, der Wirklichkeit der steten Betriebsamkeit, des von einer Wichtigkeit zur nächsten Hastens, von einem Sachzwang zum nächsten, haben sie irgendwie auch einen Ort erhalten, an dem sie mehr erfahren über sich selbst, ist es auch eine Chance, wesentlicher zu werden, heraus zu finden, wie sie wirklich leben wollen, neue Erkenntnisse zu sammeln in einer Zone menschlicher Grenzerfahrungen? Werden sie eine neue Chance mit neuer Gesundheit bekommen, um neu gewonnene Erkenntnisse umzusetzen, näher an sich selbst zu leben? Oder driften sie im Sog der Symptome nur immer weiter von sich selbst weg, verlieren sich und verwirren sich in immer tieferer Selbstentfremdung, im Schmerz der Stigmatisierung, der endlosen Verletzungen und Missverständnisse, in Spiegelgefechten mit ihrer Wut und ihrem Schmerz, mit der Wut und Abwehr der anderen?

Viele Fragen, auch viele Projektionen, sogar romantische Vorstellungen löst diese Krankheit aus, bei den Betroffenen und bei ihren Angehörigen, bei Bekannten und bei Fremden. So mancher beneidet heimlich diejenigen, die durch ihre Erkrankung aus den Zwängen der Gesellschaft hinaus katapultiert werden. Wer alles verloren hat, scheint eine neue Freiheit im Elfenbeinturm gefunden zu haben. So ist manchmal die Reaktion, die die Kranken erhalten, sogar Eifersucht, Missgunst, unterschwellige Aggressivität. Das körperliche Leiden wird nicht „(für) wahr-genommen“. Gesehen wird jemand, der ganz normal aussieht, also „doch wohl nichts hat“, und dennoch aus dem Arbeitsleben ausgeschieden ist oder nur noch wenig arbeitet und also doch wohl „jede Menge Zeit“ haben muss. Die Folge: Stigmatisierung, Ausgrenzung, Diffamierung, das ist für CFS/ME–Patienten eine zunehmende, zentrale Erfahrung, und diese Erfahrung macht stumm. Wer diffamiert und schlecht behandelt wird, fängt an sich zu schämen, zu verstecken, sich schuldig zu fühlen. Eine nicht anerkannte Behinderung löst keine Reaktionen von Unterstützung aus sondern Isolation und Schweigen. Es ist schwer ein solches Schweigen zu durchbrechen, vor allem allein. Und es ist schwer, sich weiter zu entwickeln, wenn für die eigene Wahrheit kein Platz ist, wenn der offene Austausch mit dem Umfeld blockiert ist. Betroffene suchen nach Auswegen sich weiter mitteilen zu können, finden zu einander und tauschen sich untereinander aus. Selbsthilfegruppen gibt es heute zu vielen Themen, auch zu CFS/ME. Gruppen von Gleichbetroffenen gibt es auch im Internet, für CFS/ME–Kranke besonders praktisch, da man schnell vor Ort ist, keine kräftezehrenden Wege überwinden muss.

Dieses Projekt ist entstanden im Austausch unter CFS/ME–Betroffenen in einem Internet–Forum über verschiedene Aspekte der Krankheit. Das Bedürfnis, sich einfach etwas mit einer für CFS/ME-Kranke passenden Art von sehr verlangsamter Geselligkeit die Zeit zu vertreiben, war dabei genau so wichtig, wie spezielle wiederkehrende Themen, die im Laufe der Krankheit auftauchen, zu besprechen, die individuellen Erfahrungen und Blickwinkel dazu sowohl einander als auch späteren Lesern darzustellen. Ich eröffnete hierfür in einem speziellen Forum für dieses Projekt den Austausch im November 2004 und schloss ihn Ende Oktober 2005.

Da es in dem Buch darum gehen soll, das Leben mit CFS/ME ein Stück begreiflicher zu machen, habe ich als Grundstruktur für die Kapitel die zeitliche Reihenfolge gewählt, in der die Themen und Entwicklungen für die Betroffenen auftauchen. Angefangen bei der Suche nach der Diagnose, den Ursachen und damit Behandlungsansätzen für die Erkrankung, über die psychischen Verarbeitungsprozesse der Situation, mit unterschiedlichen Stadien, in denen jeweils verschiedene Gefühle und Themen dominieren wie das Identitätsthema, das Beziehungsthema, Fragen neuer Schwerpunktsetzungen im Leben sowie die Diskussion aktueller Empfehlungen zum Krankheitsmanagement.

Nicht immer ließ sich der Prozess konsequent nachzeichnen, da manche Themen sich durchziehen, also zeitlich quer zu allem liegen und dennoch eine konzentrierte Darstellung in eigenen Kapiteln erforderlich machten. Quer zu dieser Ordnung liegt auch das Kapitel über CFS/ME bei Kindern und Jugendlichen. Dieses Thema habe ich nachgeschoben, es war nicht Gegenstand des Schreibprojektes, da nur Erwachsene mitgemacht haben. Das Thema scheint mir besonders brisant und wichtig, aber zugleich die Privatsphäre der Kinder auch in besonderem Maße schutzwürdig, und ich finde es richtig, wenn Eltern aus diesem Grund keine Berichte über ihre kranken Kinder veröffentlichen wollen. Umso mehr habe ich mich jedoch gefreut, zumindest ein Gedicht über die Träume einer durch das Pseudonym Isabella geschützten Jugendlichen zeigen zu dürfen.

Alle Texte der Teilnehmer sind jeweils durch deren Namen bzw. Pseudonyme ausgewiesen, die der Überschrift unmittelbar angefügt sind. Texte mit Überschriften ohne Namensangabe sind von mir.

Um ein Stück der Authentizität des Austauschs zu erhalten, habe ich z.T. als Form der Veröffentlichung die ursprüngliche Austauschform im Forum, den „Thread“, zu deutsch: Gesprächsfaden, beibehalten. Ein Thread bedeutet, dass sich auf eine Frage hin Antworten in der Reihenfolge des Erscheinens anschließen, wie in einem Gespräch, nur langsamer. Manchmal kam eine Antwort nach 5 Minuten, manchmal nach einem Monat. Manche Antworten kamen erst nach einem Jahr. Das Leben mit CFS/ME nimmt einen anderen Rhythmus an als das Leben vor der Krankheit hatte. So unterschiedlich wie die Menschen, die an CFS/ME erkranken und so unterschiedlich wie die Ausprägungen der Krankheit bei den verschiedenen Betroffenen sind, so verschieden sind auch die individuellen Rhythmen und Wege, die jeder für sich findet, aber manchmal auch einige mit einander entwickeln können.

Oft kam mir dieses Bild, beim Lesen der Berichte, als säßen die Kranken draußen im Wartesaal und schauten durch eine Glasscheibe in die Zeit, die von der anderen Seite ein Spiegel ist, durch den die Gesunden nur sich selbst sehen, aber nicht die „hinter dem Spiegel“. Können die Kranken, die von der „anderen Seite“, die Gesunden, die im

Strom der Zeit dahin jagen, einmal verführen, „durch den Spiegel zu gehen“, um ihnen noch einmal zu begegnen, wirklich und ganz und gar, mit Haut und Haar? Wird es denen, die nun „in einer Parallelwelt leben“ einmal gelingen, wieder zurückzukehren auf die andere Seite des Spiegels, heraus aus der Grauzone zwischen Leben und Tod, und ganz und gar, mit Haut und Haar, ins Leben wieder einzutauchen, es mit allen Sinnen zu schmecken und sich noch einmal mitreißen zu lassen von der Flut, vom reißenden Strom der Zeit, ihrem pochenden, stampfenden, rasenden Rhythmus? Wie werden sie dann sein? Oder findet sich eine Möglichkeit, dort, jenseits des normalen schnellen Stroms der Zeit, zu ebenso intensiver Lebendigkeit zu finden, die nur ein wenig anders aussieht, vielleicht langsamer? Vielleicht effektiver? Vielleicht wesentlicher? Was werden sie mitnehmen aus der Zeit „hinter dem Spiegel“? Werden sie als Gesunde, Genesene hindurch schauen können in das Land der Parallelwelt, das Land des Lebens mit CFS/ME, wird ihr Blick den Spiegel durchdringen können? Wird es ein Lächeln sein, das nur sie kennen, ein Blickpunkt im Auge, von dem aus nur sie etwas sehen, ein Punkt, der ihrem Sehfeld hinzugefügt wurde?

Dieses Buch öffnet eine Tür für diejenigen, die mehr wissen möchten über die Welt hinter dem Spiegel. Wer weiter gehen, wer der Welt hinter dem Spiegel etwas Zeit schenken will, der sei herzlich eingeladen weiter zu lesen.

Ins Leben zurück – meine Lektion in Suchen
Suchen von Schutz,
Suchen von Verstehen,
Suchen nach
einem Namen für das was passiert,
Suchen nach
jemand, der weiß was zu tun ist,
nach Verbündeten,
einem
Ausweg.

Luca

Mein Weg zur Diagnose

Luca

Ich war gerade in der Examensvorbereitung meines Studiums, als sich die ersten Symptome einstellten. Eine Erschöpfung, die so bodenlos war, wie ich es nie in meinem Leben zuvor erlebt hatte. Ganz plötzlich ging fast nichts mehr. Irgendetwas war mit mir geschehen, und ich war außerstande zu ermessen, was es eigentlich war. Das Syndrom begann nach ein paar besonders anstrengenden Wochen mit wenig Schlaf, vielen Aktivitäten, Stress, einer sehr dynamischen Zeit mit vielerlei Anforderungen und auch viel leidenschaftlicher Beteiligung. Eigentlich war es eine gute Zeit, eine Zeit, in der mir ein Infekt gerade überhaupt nicht ins Konzept passte und ignoriert wurde, ein bisschen viel Leben auf einmal, das wie eine unerwartete Welle über mich schwappte, mich in seinen Strudel riss, bis plötzlich mein Körper versagte, ich in diese seltsame Erschöpfung fiel, von der ich mich nicht mehr erholte. Wenig später stellte sich eine Nasennebenhöhlenentzündung ein, die sich über Monate hinzog. Als diese schließlich abklang, blieben leichtes Fieber und Erschöpfungszustände zurück, die zunehmend begleitet waren von Muskelschmerzen, starken Denk– und Konzentrationsstörungen und Schlaflosigkeit. Die konsultierten Mediziner zeigten sich ratlos. Mein Hausarzt versicherte mir immer wieder, dass ich trotz aller Symptome körperlich gesund sei. Diesen Eindruck hatte ich jedoch überhaupt nicht.

Ein Marathon durch Arztpraxen und Kliniken begann. Die Krankheit verschlimmerte sich beständig. Niemand konnte mir helfen. Ich schleppte mich irgendwie durchs Examen. Mein Gehirn arbeitete wie in Zeitlupe. Ständig schien jeder Gedanke zu versickern, mir zu entgleiten, selbst das Sprechen verlangsamte sich. Ich trieb mich irgendwie weiter, in der Hoffnung, das sei alles psychosomatisch, was meine Umgebung mir auch ständig suggerierte, obwohl ich daran starke Zweifel hatte. Ich kannte mich und meinen Körper zu gut, als dass das eine realistische Erklärung gewesen wäre. Gliederschmerzen, kognitive Ausfälle, Fiebergefühl, Stimmungsschwankungen dieser völlig ungewohnten Art, Verwirrtheitszustände und bis an Ohnmacht grenzende Erschöpfung, das alles fühlte sich mehr an wie eine immer währende verschleppte Grippe, die nicht richtig vor und nicht richtig weg ging. Da sich daran aber auch durch Ruhe nichts wirklich änderte, machte ich einfach weiter, und irgendwie kam ich zumindest durch dieses Examen. Während einer halbjährigen Pause zwischen Examensende und Beginn des Referendariats erhoffte ich mir durch die nun mögliche längerfristige Entspannung eine Besserung meines Zustands, doch er veränderte sich überhaupt nicht. Eher noch nahmen die generalisierten Schmerzen im Laufe der Zeit immer mehr zu. Schließlich versuchte ich vor Verzweiflung vor den Schmerzen zu fliehen, indem ich mit dem Referendariat begann. Ich sehnte mich nach Normalität. Ich hoffte, ein geregeltes Leben und berufliche Ablenkung würden meinen Zustand wieder normalisieren. Doch das Gegenteil trat ein. Immer wieder musste ich mich für ein bis zwei Wochen krank schreiben lassen, weil die Beschwerden mich völlig nieder rangen. Nach einem halben Jahr ließ mir die Krankheit schließlich keine Wahl mehr. Ich musste kündigen. Bis zu diesem Zeitpunkt hatte ich keinerlei Diagnose. Ich wusste nicht einmal, dass es eine Krankheit gibt, die meine scheinbar sinnlos zusammen gewürfelten Symptome umfasste und einen eigenen Namen hat. Die Krankheit schuf jedoch eigene Fakten. Ich war inzwischen nicht mehr in der Lage, mich selbst zu versorgen. Mein Freund war von meinem Zustand und mit meiner Versorgung ebenfalls überfordert. So landete ich bei meinen Eltern, die meiste Zeit bettlägerig, wo aus einem geplanten kurzen Erholungsaufenthalt von zwei Wochen schließlich zwei Jahre wurden. Zufällig wurden wir jetzt endlich auf das Krankheitsbild CFS/ME durch einen Zeitungsartikel aufmerksam. Die darin beschriebenen Symptome stimmten genau mit den meinen überein. Mir fiel alles wie Schuppen von den Augen. Wir nahmen sofort Kontakt zu dem dort erwähnten Arzt auf. Er untersuchte mich gründlich immunologisch mit gezielten Tests. Es fanden sich etliche der schon damals bekannten für CFS/ME typischen Abweichungen und mehrere Reaktivierungen von Viren, insbesondere des Epstein-Barr-Virus und HHV6-Virus sowie weitere aktive Erreger. Der Arzt war alarmiert und begann sofort mit einer Behandlung. Er erklärte mir, es sei allerhöchste Zeit, dass endlich etwas getan würde, und ich erhielt die Diagnose: CFS/ME. Endlich hatte das Kind einen Namen! Es bedeutete mir sehr viel, zu wissen, was ich für eine Krankheit habe, was mit mir los ist, was man für Maßnahmen ergreifen konnte, um meinen Zustand zu verbessern und auch, dass es andere Menschen gibt, die ebenfalls darunter leiden. Das quälende Suchen im Dunkeln, das Gefühl an etwas Namenlosem, Unaussprechlichem, etwas scheinbar Irrealem zu leiden, war überwunden. Meine Situation wurde wieder fassbar, und ich war imstande, mich den Menschen um mich herum wieder verständlich zu machen. Ein kleines Wort: „CFS/ME“ brachte einen neuen Anfang: einen schmalen Weg für neue Perspektiven, eine Basis, mein Leben wieder zu ordnen, es wieder lebbar zu machen.

Diagnose CFS/ME: wie sie kam und was sie mir brachte

Laurie

Die Diagnose „CFS/ME“ hat bei mir einen Cocktail von gemischten Gefühlen ausgelöst: Genugtuung, Erleichterung, Angst, Hoffnung.

Am Anfang war die Genugtuung das allerstärkste Gefühl. Ich wollte am liebsten mit einer schriftlichen Diagnose zu jedem Arzt, Physiotherapeuten, Arbeitskollegen, Bekannten und Familienmitglied gehen und den Schrieb auf den Tisch knallen. Dann sollten alle, die jahrelang an mir gezweifelt hatten, endlich einsehen, dass ich schwer krank und nicht nur ein wenig unpässlich sei. Ich wollte Wiedergutmachung für all die offenen und versteckten Zweifel und Anschuldigungen, die ich im Laufe der Jahre hatte einstecken müssen.
Es dauerte acht Jahre bis ich eine Diagnose von einem kompetenten Mediziner erhielt. Von CFS/ME hatte ich vorher noch nie gehört. Als ich mich daraufhin über die Krankheit informierte, fielen endlich die scheinbar wahllosen Puzzle-Teilchen meiner Krankheit in ein passendes Bild. Alles stimmte, ich war sozusagen ein Mensch, der alle CFS/ME-Symptome hatte, ein Vorzeige-CFS/ME-ler. Der Arzt brauchte nur alle meine bisher gesammelten Befunde anzusehen, alle Verdachtsdiagnosen, die über die Jahre gestellt wurden und sich nicht bestätigt hatten, um dann anhand meiner Symptome ziemlich schnell eine eindeutige Diagnose stellen zu können.
Er machte mich dann auch auf einen Selbsthilfeverein aufmerksam, welcher mir kurz darauf einen Hausarzt vermittelte, der sich mit CFS/ME auskannte. Dieser hatte seine Praxis ca. 5 Gehminuten von meiner Wohnung entfernt. Die Hilfe war also nah, ich hatte nur nichts davon gewusst.
Zur Ehrenrettung der unzähligen Ärzte, die ich in den acht Jahren aufgesucht hatte, muss ich sagen, dass mein CFS/ME am Anfang wahrscheinlich viel schwerer als solches zu erkennen war. Viele Ärzte bemühten sich sehr und gaben irgendwann auf, weil sie die Symptome nicht einer ihnen bekannten Krankheit zuordnen konnten.
Einige waren aber auch sehr hochmütig und in ihren Versuchen, die Krankheit auf die „Psycho-Schiene" zu schieben, sehr beleidigend und entmutigend. Es war schwer, an mich selbst zu glauben, wenn hochqualifizierte Menschen milde lächelnd auf eventuell vorhandene

kleine Depressiönchen hinwiesen. Leider war ich meist zu erschöpft oder zu frustriert um zu streiten. Ich ging nach Hause, leckte meine Wunden und versuchte es irgendwann wieder bei einem anderen Arzt. Viel schlimmer noch reagierte mein privates Umfeld. Meine Ehe ging in die Brüche, fast meine ganze Familie überwarf sich mit mir, meine Arbeitskollegen distanzierten sich sehr schnell. Geblieben sind einige sehr gute Freunde und Menschen, die ich kennen lernte, als ich schon krank war.

Die Diagnose hat mich aus der Isolation befreit, mich wieder zur Angehörigen einer Gruppe gemacht. Ich war schon lange nicht mehr in der Lage gewesen, meinen Beruf auszuüben, aber ich habe in den anderen CFS/ME–Patienten nun neue „Kollegen“ gefunden. Menschen, die verstehen, wie es mir geht, was ich durchmachen muss. Das hat mir einen großen Rückhalt gegeben.

Die Genugtuung über die Diagnose verschwand übrigens sehr schnell. Ich habe niemanden zur Rede gestellt und habe keinen Rachefeldzug gestartet. Mir war es dann doch viel wichtiger, mich um mich selbst zu kümmern und so schnell wie möglich gesund zu werden. Diese Hoffnung führte jedoch bald zum nächsten großen Gefühl: Ernüchterung.

Leider musste ich herausfinden, dass die Krankheit schlecht behandelbar und nicht heilbar ist. Sie schreitet bei mir auch weiter voran. Trotzdem ist durch die Diagnose auch jetzt noch Hoffnung da.

Isolation und Angst vor dem Ungewissen, Gefühle, die mich in den Jahren ohne Diagnose oft beherrscht haben, sind nun viel weniger geworden. Auch wenn es mir körperlich nicht besser geht, ich kann mit anderen Betroffenen darüber reden und die Symptome besser einordnen.

CFS/ME: Eine Erkrankung und ihre Situation

CFS/ME ist eine Erkrankung, die in Deutschland trotz ihrer Verbreitung immer noch wenig bekannt ist. Aktuelle epidemiologische Studien haben für die USA ergeben, dass mindestens 1 Million Menschen von CFS/ME betroffen sind.[1] Dabei wird ein Prozentsatz von 0,5% – 1% der Gesamtbevölkerung zugrunde gelegt[2]. In Deutschland würde das eine Zahl von mindestens 400 000 CFS/ME–Patienten ergeben. Der Name „Chronisches Müdigkeitssyndrom", der sich in Deutschland eingebürgert hat, hat für viele Vorurteile gegenüber CFS/ME–Patienten gesorgt. Der chronisch Müde erscheint schnell als lächerliche Figur. Was aber steckt wirklich dahinter? Worum handelt es sich wirklich bei dieser Erkrankung?

Das Chronic Fatigue Syndrome/Myalgic Encephalopathy,[3] kurz: CFS/ME, und zu deutsch: Chronisches Erschöpfungssyndrom/Myalgische Enzephalopathie, ist eine Erkrankung, in deren Mittelpunkt eine schwere chronische Erschöpfung steht. Dieser Zustand muss mindestens 6 Monate angehalten haben und darf nicht durch chronische Überforderung erklärbar sein.
Zusätzlich zu der Erschöpfung leiden die Patienten unter vegetativen, neurologischen und immunologischen Symptomen wie geschwollenen Lymphknoten, Muskel- und Gelenkschmerzen, Fiebergefühl, instabiler Körpertemperatur, starken Beeinträchtigungen der Denk- und Konzentrationsfähigkeit sowie der Gedächtnisleistung und der Fähigkeit, neue Informationen aufzunehmen und zu verarbeiten, Reizblase /Reizdarm, Allergien, Muskelschwäche, extremer Empfindlichkeit gegen Hitze und Kälte, Licht und laute Geräusche, Verlust der Stresstoleranz, Unverträglichkeit von Gerüchen und chemischen Ausdünstungen.

Zentrales Merkmal der Erkrankung ist die extreme Erschöpfbarkeit und Verschlimmerung der Symptome nach körperlicher oder geistiger Anstrengung. Die Verschlimmerung setzt typischerweise erst etwa 24 Stunden nach der Belastung ein und hält bis zu 72 Stunden an[4].

Wie der Name bereits sagt, handelt es sich bei CFS/ME um ein Syndrom. Das bedeutet, dass man die Patienten in diesem Fall nach einer speziellen Symptomatik unter dieser Diagnose zusammen fasst.
Bei Krankheiten, die schon länger bekannt und besser erforscht sind, wie die meisten Krankheiten, ist es so, dass die Patienten danach unter derselben Diagnose zusammen gefasst werden, dass dieselbe im Labor nachweisbare Ursache bei ihnen vorhanden ist. Bei einer jungen, noch vergleichsweise unbekannten und wenig erforschten Krankheit wie CFS/ME hat man es dagegen zunächst mit einem Syndrom zu tun, bei dem die Patienten umgekehrt daran erkannt und danach zusammengefasst werden, unter welchen Symptomen, also Folgen sie leiden. Der Arzt muss dafür andere Krankheiten ausschließen, die ebenfalls diese Symptome zur Folge haben. Sind alle anderen bekannten Krankheiten ausgeschlossen, bleibt CFS/ME übrig, wenn der Patient den in der CFS/ME–Definition genannten Kriterien symptomatisch entspricht.
Diese Zusammenfassung erfolgte für CFS/ME erstmals 1986 in der Definition der Myalgischen Enzephalomyelitis (M.E.) von Dr. Melvin Ramsay[5].
Auslöser in England war der epidemische Ausbruch der Erkrankung im Londoner Royal Free Hospital, der katastrophale Ausmaße erreichte und zur Schliessung des Krankenhauses führte.
Wenig später erfolgte in den USA 1988 eine weitere Version durch die Forschergruppe Holmes et.al. der Centers for Desease Control and Prevention (CDC, US–amerikanische Gesundheitsbehörde) in Atlanta, USA, damals zunächst zu Forschungszwecken. Ursache hierfür war ebenfalls das Auftreten epidemischer Ausbrüche der Erkrankung,

insbesondere am Lake Tahoe, in Lyndonville, welche das Land vor ein Rätsel stellten.
Die CDC nannte die Krankheit nun Chronic Fatigue Syndrome. Seitdem existierten für dieselbe Krankheit also unterschiedliche Definitionen, in den USA unter der Bezeichnung CFS und in England unter der Bezeichnung ME.
1994 wurde die CDC-Definition von dem Forscher-Team Fukuda et.al.[6] etwas verändert. Im Jahre 2003 kam es zu einer erneuten Variation durch ein Team von Praktikern, die unter dem Stichwort „Kanadische Definition“[7] nun die erste wirkliche klinische Diagnose-Definition erstellten, die durch Erfahrungen in der Behandlung, der Praxis, gesichert war.
In der ursprünglichen Definition von Ramsay war das Kriterium der spezifischen extremen Erschöpfungsreaktion auf Belastung ein zentrales Diagnose–Merkmal, ebenso wie die auffallenden muskulären und neurologischen Probleme der Patienten, welche in der heute aktuellsten Definition der Praktiker, in der Kanadischen Definition, ebenfalls wieder ins Zentrum gerückt sind, sodass man sich der ursprünglichen ME-Definition von Ramsay in der aktuellen Definition wieder mehr angenähert hat, nachdem zunächst 1988 in der Forschungsdefinition der CDC von Holmes et.al. und der daran anschließenden Definition von 1994 von Fukuda et.al. die Schwerpunkte des dort in Chronic Fatigue Syndrome (CFS) umbenannten Syndroms etwas anders gelagert worden waren.

Zur Zeit sind sowohl die Fukuda-Definition von 1994 als auch die Kanadische Definition von 2003 gültig und in Gebrauch, was leider bei Studien durch die unterschiedliche Kohortenbildung für eine gewisse Uneinheitlichkeit der Ergebnisse sorgt.

Die Definitionen im Einzelnen:

1. die **Fukuda-Definition,** die gängige und international immer noch gebräuchliche Definition der CDC von 1994, auch bekannt als Atlanta - Kriterien von Fukuda et.al., die die ursprüngliche Forschungsdefinition von 1988 den neueren Erkenntnissen anpasste.

(1) Chronische Erschöpfung, die klinisch gesichert und ungeklärt ist, neu und mit zeitlich bestimmbarem Beginn auftrat, sich nicht spürbar nach Ruhe bessert, nicht Folge einer noch anhaltenden Überlastung ist und zu einer substantiellen (= **mind. 50 %** des vorherigen Niveaus) Reduktion früherer Aktivitäten in Ausbildung und Beruf sowie im persönlichen und sozialen Bereich führt.
(2) 4 oder mehr der im folgenden aufgeführten 8 Symptomkriterien, die frühestens mit Beginn der Erschöpfung aufgetreten sein dürfen, müssen für einen Zeitraum von mindestens 6 Monaten persistierend oder rezidivierend nebeneinander bestanden haben:

- Einschränkungen des **Kurzzeitgedächtnisses oder der Konzentration**, die schwer genug sind, eine substantielle (= **mind. 50 %**) Reduktion des früheren Niveaus der Aktivitäten in Ausbildung und Beruf sowie im persönlichen und sozialen Bereich zu verursachen
- Halsschmerzen
- empfindliche Hals - und Achsel-Lymphknoten
- Muskelschmerzen
- Schmerzen mehrerer Gelenke ohne Schwellung oder Rötung
- Kopfschmerzen eines neuen Typs, Musters oder Schweregrades
- keine Erholung durch Schlaf
- **Zustandsverschlechterung für mehr als 24 Stunden nach Anstrengungen**

2. die **Kanadische Definition,** welche im Jahr 2003 in Kanada von internationalen medizinischen Praktikern erstmals zu diagnostischen Zwecken entwickelt wurde:

(1) Deutliche Erschöpfung, die die Aktivität einschränkt (erforderliches Kriterium)
(2) Zustandsverschlechterung nach Belastung (erforderliches Kriterium)
(3) nicht erholsamer Schlaf oder Schlafstörungen (nur erforderlich bei nicht akutem, also schleichendem Beginn)
(4) mindestens zwei neurokognitive Symptome
(5) mindestens zwei Symptome, die Störungen aufzeigen aus dem Bereich des entweder:
- Autonomen Nervensystem
- der neuroendokrinen Achse
- des Immunsystems

Auch hier müssen andere Krankheiten, die diese Symptome erklären können, vorher ausgeschlossen werden.[8]

Zum Vergleich: Die ursprüngliche Definition der hier noch Myalgische Enzephalomyelitis (ME) genannten Erkrankung von Dr. Melvin **Ramsay 1986**:

(1) Anormale Muskelermüdung und Schwäche im Vergleich zum bisherigen Leistungsvermögen, die bereits nach minimaler Anstrengung auftritt. (bis zu 72 Stunden später). Diese **nach Anstrengung auftretende Erschöpfung** kann über mehrere Tage andauern und hat einen völlig anderen Charakter als jede Erschöpfung, die der Patient vor Beginn der Erkrankung erlebt hat.
(2) Verschlechterung der Blutzirkulation in den Extremitäten und subjektiver Temperaturkontrollverlust.
(3) Verschiedene neuropsychiatrische („enzephalitische“) Symptome. Am auffallendsten sind **kognitive Störungen** wie Gedächtnisverlust, Konzentrations- und Verständnisbeeinträchtigungen und Störungen der Wahrnehmung.
(4) Nicht erklärbare Schwankungen der Heftigkeit der Symptome von Woche zu Woche, von Tag zu Tag, sogar von Stunde zu Stunde.
(5) Eine Tendenz zur **Chronifizierung über viele Monate oder Jahre.**

Die Frage, die sich Ärzten und Psychologen ebenso wie Angehörigen und Freunden sowie Arbeitgebern und anderen von der Erkrankung Mitbetroffenen bei einer symptomatisch definierten Erkrankung als erstes aufdrängt, ist: woher kommen die Symptome? Und sind sie überhaupt real? Jeder kann behaupten, Symptome zu haben. Was die Menschen, die mit den Kranken zu tun haben oder bekommen, wissen möchten ist: gibt es dafür einen Beweis?
Lange Zeit sah es so aus, als ob es tatsächlich keinen klaren Beweis gäbe, und das gab der Erkrankung den Anstrich einer „Begegnung mit dem Unsichtbaren"[9], wie es die amerikanische Autorin Dorothy Wall in ihrem Buch über die Schwierigkeiten mit CFS/ME zu leben auf den Punkt brachte.
In seinem die Ergebnisse der IACFS/ME Konferenz[10] 2007 zusammenfassenden Vortrag in Fort Lauderdale in Florida kam Prof. Anthony Komaroff, CFS/ME–Spezialist der ersten Stunde und Behandler und Forscher auf diesem Gebiet seit 20 Jahren, zu dem Ergebnis: „Es gibt da eine Menge. Das Unsichtbare ist sichtbar gemacht worden. Und wir haben nicht nur mehr zu dem hinzugefügt, was es da bereits gibt, sondern wir sehen konvergierende Belege von unterschiedlichen Forschern, die unterschiedliche Technologien einsetzen."[11]
Inzwischen gibt es eine ganze Reihe von biologischen Markern für CFS/ME, wie er heraus stellt, also beweisende Messergebnisse, die ausschließlich bei CFS/ME–Patienten gefunden werden. Doch keiner dieser Marker ist bislang perfekt. Oft ist es so, dass ein Marker bei einer kleinen Gruppe von CFS/ME–Patienten sehr perfekt erscheint, doch die Ergebnisse bei einer größeren Gruppe nicht mehr ganz so klar sind. Dennoch ergibt sich aus den bisherigen Ergebnissen eindeutig, dass CFS/ME real ist, real im Sinne einer schweren körperlichen Erkrankung mit biologischer Grundlage.

Biologische Marker

Zu den **Markern im Bereich der molekularen Verfahren** gehören:

- Die japanische Forschergruppe um Akikazu Sakudo und Hirohiko Kuratsune fand ein Verfahren, mittels nahinfrarot-spektroskopischer Analyse des Blutes eine nahezu perfekte Unterscheidung zwischen CFS/ME–Patienten und gesunden Kontrollpersonen zu erreichen. Das Verfahren dazu ist in der Durchführung sehr einfach, schnell und mit einem durchaus bezahlbaren Gerät für die Praxis durchführbar. Es genügt dafür, etwa einen Daumen mit dem Gerät einzuscannen und kann sofort abgelesen werden. Noch nicht geklärt ist, ob CFS/ME-Patienten mit dieser Methode auch von anderen Patientengruppen wie etwa MS-Patienten abgegrenzt werden können. [12]

- James Baraniuk fand ebenfalls eine Methode, CFS/ME-Patienten sicher von gesunden Kontrollgruppen abzugrenzen, indem er bestimmte Proteine in der Rückenmarksflüssigkeit isolierte, die bei gesunden Menschen nicht vorhanden sind. Der im Vergleich zu Gesunden eindeutige Marker aus der sogenannten Proteomik lässt sich allerdings auch bei Fibromyalgie– und Golfkriegssyndrom-Patienten nachweisen, sodass zwischen diesen speziellen Gruppen hier auf diesem Wege keine Abgrenzung erfolgen kann. [13]

- Zwei englische Forschergruppen, einmal um John Gow und um Jonathan Kerr sowie die Forschergruppe der CDC um Suzanne Vernon und Tony Whistler fanden unabhängig voneinander ein molekulares Verfahren, Genexpressionsprofile festzustellen, die Abweichungen zeigen, welche allein bei CFS/ME-Patienten zu finden sind. Für einen daraus entwickelten Test als Marker für CFS/ME wurde bereits ein Patent beantragt. [14]

Zu den molekularen Markern kommen weitere

messbare Auffälligkeiten

dazu, von denen einige hier genannt seien:

- erhöhte Marker für oxidativen Stress[15]

- der Enzymdefekt des Enzyms L-RNase im 2,5-A Synthetase/L-RNase-Pfad, bei dem das Enzym L-RNase in einer deformierten Form mit kleinerem Molekulargewicht beobachtet wurde . Dieser Enzymdefekt hat in erster Linie zur Folge, dass das Immunsystem Viren nicht mehr effektiv bekämpfen kann und zugleich, dass das Immunsystem dauerhaft hochgefahren bleibt wie bei einer ständigen Grippe und u.a. Autoimmunschäden entstehen.[16]

- mitochondriale Dysfunktion und gestörte mitochondriale Wege zur Regulierung der Apoptose (= Zelltod). Die Mitochondrien sind die Kraftwerke der Zellen, die für die Energieproduktion zuständig sind. Störungen in diesem Bereich haben aber auch Auswirkungen auf andere Funktionen wie Entgiftung, Immunsystem. Stoffwechsel.[17]

- erhöhte Laktat– und herabgesetzte N-Acetylaspartat-Werte im Gehirn.[18]

- Beeinträchtigung des Sauerstoffverbrauchs und erniedrigte anaerobe Schwelle bei Belastungstests. Hierbei ist zu betonen, dass die Absenkung der anaeroben Schwelle, die etwas über die Belastbarkeit aussagt, vor allem bei Wiederholung der Belastung nach 24 bzw. 48 Stunden feststellbar war. Diese Absenkung war bei gesunden Kontrollpersonen mit gleichem Trainingsstand nicht vorhanden.[19]

- Erschöpfbarkeit der Gehirnfunktion bei anhaltender geistiger Herausforderung. Bei geistiger Belastung zeigten sich parallele Phänomene wie bei der körperlichen Belastung.[20]

- Abnahme der grauen Gehirnsubstanz und weitere Anomalien im Gehirn, die u.a. die Durchblutung und die Hormone betreffen und Auswirkungen u.a. auf viele kognitive Funktionen haben, wie Konzentration, Gedächtnis und Informationsverarbeitung.[21]

Diese Tatsache unterstreicht auch eine der jüngsten Veröffentlichungen der CDC, der obersten Gesundheitsbehörde der USA, die dazu dienen soll, die Anerkennung und den Umgang mit CFS/ME bei Ärzten, im Gesundheitswesen und in der Bevölkerung zu verbessern.
In dem von der CDC herausgegebenen sogenannten „Toolkit" für Diagnostik und Umgang mit CFS/ME im Rahmen der Primärversorgung wird betont, dass CFS/ME in seiner Schwere als Erkrankung verglichen werden muss mit Krankheiten wie MS, Lupus Erythematodes, Rheumatoider Artritis, Herzkrankheit, Niereninsuffizienz im Endstadium, chronisch obstruktiven Lungenerkrankungen und ähnlichen chronischen Störungen.[22]
Insgesamt lässt sich sagen, dass Auffälligkeiten vor allem gefunden werden in den Bereichen des Gehirns, des autonomen Nervensystems, des Zustands des Immunsystems und der Mitochondrien, also dem Energiestoffwechsel. Diese Auffälligkeiten korrelieren mit den Symptomen, über die die Patienten klagen.[23]
Was all diesen messbaren Abweichungen bislang jedoch gemein ist, ist, dass ihre Diagnostik dem normalen Patienten in der Regel bis jetzt nicht zugänglich ist. In der ärztlichen Praxis und für die überwiegenden Erfahrungen der Patienten gilt daher noch der Stand der Dinge, dass CFS/ME im Rahmen einer Ausschlussdiagnostik festgestellt werden muss. Leider funktioniert das in der Praxis oft sehr schlecht. Die meisten Patienten brauchen Jahre, um einen Arzt zu finden, der tatsächlich bereit und in der Lage ist, diese aufwendige Prozedur durchzuführen und auch den Mut hat, die Diagnose tatsächlich zu stellen. Sehr viele Patienten gelangen niemals bis zu diesem Punkt. Das bedeutet für sie, dass ihre Erkrankung nach wie vor unsichtbar ist. Eine umfassende epidemiologische Untersuchung in Wichita ergab, dass weniger als 20% der CFS/ME–Patienten eine Diagnose bekommen hatten[24]. Weiter ergab sich aus dieser äußerst umfangreichen Erhebung, dass alle Altersgruppen, sozialen Schichten und beide Geschlechter betroffen sind, Frauen allerdings viermal so häufig wie

Männer. Auch wenn es in Deutschland im Gesundheitssystem und in der Bevölkerungsstruktur gewisse Unterschiede zu den USA gibt, bleibt das Grundproblem erhalten: viele CFS/ME-Patienten erhalten keine Diagnose. Keine Diagnose zu haben, sich nicht verständlich machen zu können, nicht beweisen zu können, dass man krank ist – das alles ist sehr belastend für die Patienten bei der Vermittlung des eigenen Zustands, der tatsächlichen Behinderung gegenüber Angehörigen, Freunden, dem Arbeitgeber, dem Rententräger und der Krankenversicherung. Es verstellt außerdem auch den Weg zu einer eigenen Verortung, Neuorientierung und zu den Möglichkeiten, die man für die Behandlung des CFS/ME heute kennt.
Auch wenn es bislang keine einheitliche ursächliche Behandlung für CFS/ME gibt, gibt es individuelle Ansätze für Behandlungen zur Linderung und Besserung des Zustandes, manchmal bis hin zur Heilung, was für die Betroffenen eine große Quelle für Hoffnung und Stabilisierung bedeuten kann. Eine kompetente Begleitung, wissen, was los ist, etwas machen können: das sind unschätzbar wichtige Eckpfeiler für den Kranken, um mit der Situation fertig zu werden.

Inzwischen existiert ein weit gefächertes Spektrum von Theorien, Studien und Forschungsarbeiten zu den Ursachen und Mechanismen des CFS/ME. Insgesamt wurden bislang mehr als 4000 Forschungsarbeiten international veröffentlicht[25]. Alle Ansätze und Beobachtungen hier aufzulisten, geschweige denn, darzustellen, würde den Rahmen dieser Arbeit bei weitem sprengen. Dennoch seien einige der bekanntesten und vielversprechendsten Ansätze im folgenden kurz erwähnt:

1. Eine Vielzahl von Beobachtungen zeigt, dass CFS/ME häufig einher geht mit chronischen intrazellulären Infektionen, die das Immunsystem und andere Subsysteme des Körpers aus der Balance bringen und schädigen. Besonders häufig geht es dabei um Komplikationen mit Herpes – Viren wie EBV, HHV6, CMV sowie Parvoviren, Borrelien, Mykoplasmen aber auch anderen intrazellulären Erregern.[26]

2. Als Folge dieser nicht richtig verarbeiteten Infektionen werden u.a. Schädigungen der Mitochondrien angesehen, mit der Wirkung, dass Energie nur noch in sehr reduzierter Form produziert und bereit gestellt werden kann (typischer 3-Tages – Rhythmus der Erholung nach Aktivität) sowie einer Verschlechterung der zellulären Entgiftungsfunktion und einer Verschlechterung der Immunabwehr wiederum gerade gegenüber Viren und anderen intrazellulären Erregern.[27]

3. Es gibt zunehmend Hinweise darauf, dass eine Reihe von Anomalien und Fehlfunktionen im Gehirn für eine Vielzahl der CFS/ME–Beschwerden verantwortlich ist. Dazu zählen neben Problemen mit der Gedächtnisleistung, Konzentration und Verarbeitung neuer Informationen, u.a. auch Störungen im Bereich der Hormone und Neurotransmitter, die möglicherweise durch Viren oder auch durch Fehlfunktionen des Immunsystems ausgelöst werden.[28]

4. Als weitere Faktoren für Störungen des Immunsystems und der neuroendokrinen Achse, die im Kontext von CFS/ME eine Rolle spielen, werden unterschiedliche Aspekte diskutiert: Umweltgifte[29], Stress, Impfungen und andere Stressoren sowie genetische Faktoren.[30]

5. Neuerdings verdichten sich die Hinweise, dass die Theorie vom „Stickoxid–Zyklus“, auch NO/ONOO–Zyklus genannt, eine biochemische Erklärung für die Dynamik von CFS/ME, Fibromyalgie und verwandten Erkrankungen bieten kann. Hierbei können unterschiedliche Stressoren wie Infektionen, Gifte u.a. Ursachen einen Mechanismus in Gang setzen, der als sich selbst erhaltender und verschlimmernder Teufelskreis wirkt und zu all den pathologischen Aspekten führt, die oben aufgelistet sind. Diese Theorie wurde schon länger vereinzelt verfolgt, scheint jetzt durch eine neue Veröffentlichung des Biochemikers Martin Pall jedoch erhöhte Glaubwürdigkeit zu gewinnen und auch Ansätze zur Behandlung zu beinhalten.[31]

Für diese Beobachtungen und Aspekte haben sich eine Vielzahl von Behandlungsansätzen heraus gebildet. Die an sich erfreuliche Vielfalt an internationalen Forschungsprojekten und wissenschaftlichen Veröffentlichungen bietet für Betroffene und Behandler jedoch nahezu ebenso viel Anlass für Verwirrung, Abwehr und Gefühle von Überforderung wie für Hoffnung und Inspiration. Viele offene Fragen, in Kombination mit dem hohen wissenschaftlichen Niveau der Spezialisierung in den Forschungsarbeiten, schrecken begreiflicherweise viele Menschen, Verwandte, Freunde und eben auch Mediziner im Umgang mit den Hintergründen der Krankheit ab und eröffnen Ausweichhaltungen und Verleugnungen Tür und Tor. Das größte Handicap für die Betroffenen ist jedoch wie oben schon erwähnt, daß die Technologien für klare einfach handhabbare Marker noch nicht bei den Patienten bzw. ihren unmittelbaren Behandlern angekommen sind und viele Mediziner vor einer Diagnose zurückschrecken, die ein kompliziertes Muster an immunologischen und endokrinen Untersuchungen voraussetzt, das teuer ist in der Duchführung und viel Sachverstand erfordert bei der Interpretation oder aber den Mut und das Vertrauen, anhand einer Ausschlussdiagnose aufgrund der Symptomatik die Diagnose CFS/ME zu stellen.

Kompetente Ärzte zu finden, die sich der Auseinandersetzung mit dieser Krankheit zumindest näherungsweise dem Stand der Forschung entsprechend stellen, oder auch nur bereit finden, die Diagnose CFS/ME abzuklären, ist demzufolge immer noch schwer, besonders in Deutschland.

Die Folge ist, dass, ganz besonders in Deutschland, CFS/ME fälschlich sehr oft, wenn nicht in den meisten Fällen, mit psychiatrischen oder psychosomatischen Diagnosen belegt wird. Sogar die Diagnose CFS/ME selbst wird in Deutschland verbreitet als Somatisierungsstörung angesehen und von der Schulmedizin als solche behandelt. Exemplarisch für den Umgang mit CFS/ME von Seiten der Ärzte in

Deutschland sei hier als Beispiel der Standpunkt der Deutschen Gesellschaft für Allgemeinmedizin und Familienmedizin (DEGAM) erwähnt, wie er in deren Leitlinien Nr.2 Müdigkeit aus dem Jahre 2002 unter „3.7. Chronisches Müdigkeitssyndrom" dargelegt ist. Die DEGAM gibt hier einen Hinweis, der darauf abstellt, in Deutschland gäbe es in Bezug auf CFS/ME andere diagnostische Gewohnheiten als in anderen Ländern, insbesondere im angloamerikanischen Raum[32]. Dies sei verantwortlich dafür, dass die Diagnose CFS/ME hier nur selten gestellt würde und stattdessen die Patienten eher als „depressiv" oder „neurasthenisch" diagnostiziert würden. Die DEGAM postuliert zudem, CFS/ME-Patienten würden durch zu viel Schonung in eine Dekonditionierung geraten und dadurch ihren Zustand selbst herbei führen. Verantwortlich für dieses Verhalten sei die wissenschaftliche Literatur zum CFS/ME im Ausland, welche von den Patienten hier gelesen würde und zu dem Fehlverhalten führe, das dann die Krankheit auslöst.[33] Demgegenüber verwundert, dass die meisten Menschen hier von CFS/ME noch nie gehört haben und die meisten CFS/ME-Patienten viele Jahre brauchen, in denen sie unter schweren Symptomen leiden, bis sie überhaupt erstmals von dem Krankheitsbild erfahren. Diese Art von Diskreditierung sowohl der Forschungsergebnisse aus dem Ausland als auch des Verhaltens der Patienten mag zu Arbeitsersparnis bei den deutschen Ärzten führen, nicht jedoch zu wirksamer Hilfe und angemessener Behandlung der CFS/ME-Patienten. Die DEGAM räumt jedoch ein, dass eine Vielzahl von Ursachen für die Erkrankung in Betracht kommt und nennt hier u.a. virologische, umweltmedizinische und immunologische Ursachen[34]. Technologien, die die Krankheit vor Ort, beim einzelnen Patienten und Mediziner mit einfachen Mitteln nachweisbar machen können, würden m.E. auch hier zu einem Umdenken führen, das die zitierten diagnostischen Gewohnheiten der Ärzte und die Situation der CFS/ME-Patienten in Deutschland grundlegend verändern könnte.

In anderen Ländern, wie z.B. in England, Niederlande, USA, Kanada, Australien, Japan oder Norwegen gibt es inzwischen schon weit mehr staatliche Anerkennung und finanzielle und logistische Unterstützung für Forschung, Diagnostik, Behandlung und Betreuung von CFS/ME–Patienten. In den USA lief in den Jahren 2006/2007 eine Öffentlichkeitskampagne zur Verbesserung der Anerkennung und Behandlung des CFS/ME in Zusammenarbeit zwischen Betroffenen-Verbänden, insbesondere der CFIDS[35] Association of America, welche die größte Patientenorganisation von CFS/ME-Patienten in den USA ist, mit der amerikanischen Gesundheitsbehörde Centers for Desease Control and Prevention (CDC), die erreichen soll, dass der Bevölkerung ebenso wie den mit CFS/ME–Patienten konfrontierten Ärzten klar gemacht wird, dass CFS/ME eine schwere körperliche Erkrankung ist.[36] Die CDC lässt sich diese Aufklärungsarbeit 4 Millionen Dollar kosten, und weitere 4 Millionen Dollar werden von ihr gerade für weitere CFS/ME–Forschungsprojekte bereit gestellt.[37]
Wie oben erwähnt, haben Studien in den USA gezeigt, dass nur ein kleiner Teil der CFS/ME–Patienten überhaupt bis zur Diagnose gelangt.[38] Dieser Zustand soll nun verbessert werden durch vereinfachte Regeln und Erfordernisse zur Diagnosestellung, die Eingang gefunden haben in das „Toolkit“, das die CDC zu diesem Zweck herausgebracht hat[39], welches eine Art Erste–Hilfe–Programm zum Umgang mit CFS/ME–Patienten im Gesundheitssystem darstellt. Darin wird die körperliche Natur der Erkrankung von Seiten der CDC erneut klargestellt, und es werden Krankheitsmanagement–Empfehlungen gegeben. Keine Lösung, keine Heilung der Krankheit wird hier in Aussicht gestellt, dafür soll weitere Forschung sorgen, weitere Studien, die bereits existierende Medikamente weiter auf ihre Eignung für die Behandlung des CFS/ME testen sollen. Aber eine Basis für das Leben mit der Krankheit soll bereits jetzt im Wege dieser Erste-Hilfe-Maßnahmen geschaffen werden, wie in einer gemeinsamen Pressekonferenz der CDC und der CFIDS Association of America gemein-

sam mit namhaften Medizinern auf dem Gebiet des CFS/ME hervor gehoben wurde.[40]

Vielleicht kann die aktuelle Aufklärungskampagne in den USA auch uns hier etwas weiterhelfen, der Funke überspringen, die Bereitschaft, CFS/ME endlich als das zu sehen, was es ist: eine schwere Erkrankung, die weit verbreitet ist und für die Volksgesundheit und auch die Wirtschaft des Landes ein ernstes Problem darstellt - ein in vieler Hinsicht ungelöstes Problem.

Wie hat das angefangen?
Womit?
Warum?

Luca

2. Kapitel: Wie alles anfing

Wie hat das angefangen

Luca im 4. Jahr

Seit drei Jahren kaum ein Tag ohne Fieber jetzt. Wechselnde Erscheinungen von Schwäche, Schmerzen, Erschöpfung. Monatelang kaum fähig zu gehen, Rückenschmerzen, Bauchschmerzen, Gliederschmerzen, erst in den Beinen, dann zunehmend alles ergreifend, das Außen, das Innen, immer mehr Schmerzzustände, Depressionen, das Ankämpfen gegen die Hinfälligkeit, gegen die Schwäche, gegen die Hilflosigkeit gegenüber der Hilflosigkeit. Schmerzzustände aller Art, in denen physischer und psychischer Schmerz ineinander übergehen, sich gegenseitig produzierend, das Schreien gegen den Schmerz, gegen die Erschöpfung, gegen die Lautlosigkeit, mit der das Leben sich von mir zurückzieht. Die Erschöpfung vor Erschöpfung und das nicht mehr sich erschöpfen können, nächtelang in zitternder Erstarrung, verzagt, geduldig, mich wieder aufbäumend, lieb, brav, bittend, um mich beißend dann wieder wie ein Hund, das Grauen hinter den Augäpfeln, einmal noch jemand erschrecken, jemand das Grauen lehren, bevor ich wieder zusammensinke in eine Ecke, ein sich schüttelndes Etwas, ein Päckchen Mensch, ein Bündel, manchmal schluchzend, manchmal starrend, dann wieder taumelnd, mit den leeren Augen, von trotzigem Willen hochgetrieben und wieder ankämpfend gegen die Leere, die unnachgiebig auf mich zukommt.
Ich sehe, wie die Menschen leben, während ich warte - worauf? Auf einen Arzt, der endlich eine Antwort findet, die mich heilt. Auf das Leben, das in mich zurückkehren möge, auf Gnade, weil ich genug geweint habe, weil ich finde, dass ich genug Farben von Verzweif-

lung, Schwäche, Schmerz erlebt habe, aber ich weiß, es gibt keine gerechte Instanz, und wenn es sie gäbe, so wäre nicht ich die erste, die Gnade nötig hätte. Nur das Leiden der anderen tröstet mich nicht, im Gegenteil, es pocht in meinen Adern, diese Unerbittlichkeit, mit der Menschen leiden, überall sieht man sie, auf der Straße, im Fernsehen, hier sind es noch die wenigsten, ich kann es nicht fassen, ich will es nicht wissen, doch ich habe keine Abwehr mehr. Ich habe jeden Schutz verloren. Alles kommt über mich, dringt zu mir durch, das Malaria-Fieber, der bevorstehende Tod der hungernden Menschen in der Wüste, krank in Flüchtlingslagern, ich spüre das Fieber, das in ihren matten Augen zu sehen ist. Auch meine Augen sind matt, auch ich habe Ringe unter den Augen. Wie hat das angefangen, womit, warum.

Die Suche nach dem Anfang

Die Frage danach, „wie alles anfing", taucht meist erst auf, wenn man es schon eine Weile hat. Vielleicht, wenn die Diagnose CFS/ME schon da ist, - also erst mindestens nach 6 Monaten, denn das ist eine diagnostische Voraussetzung für CFS/ME, vielleicht auch früher, vielleicht dauert es länger bis zur Diagnose als 6 Monate, vielleicht viel länger. Oder vielleicht taucht sie noch viel später auf, wenn man nach etlichen Behandlungsversuchen von angeblich diesem oder jenem akuten Problem, was die Ärzte zu entdecken meinten, und das sie unterschiedlich zu- und eingeordnet haben, in eine Sinnkrise gerät und sich fragt: wie konnte das passieren? Wie konnte aus meinem Leben so ein Albtraum werden? Wieso geht es nicht wieder weg? Warum ich? Wie soll ich jetzt leben? Was kann ich nur tun?
Die Frage „wie alles anfing" ist eine sich heraus kristallisierende Frage mit vielen Gesichtern, die ihre schmutzigen und verheißungsvoll

schimmernden Häupter zugleich erhebt, und die von drei Seiten her voran getrieben wird.

"Wie alles anfing" - die Suche nach dem Heilungsansatz

Auf der Suche nach dem Ansatz für mögliche Heilungswege stellt sich wohl jeder Kranke, wie auch seine Umgebung, diese Frage tausendmal. Je mehr man jedoch heraus findet über medizinische Zusammenhänge, über mögliche Ursachen der Erkrankung, desto mehr merkt man, dass es so unterschiedliche Theorien gibt, dass man erneut anfangen kann zu verzweifeln.
Es stellt sich also ab einem gewissen Zeitpunkt die Frage: ist es überhaupt noch interessant zu wissen, wie alles angefangen hat? Für wen ist es interessant? Für die Forschung? Für den Betroffenen? Kann die Beantwortung dieser Frage überhaupt noch Ansatzpunkte liefern, was man wieder ins Lot bringen muss, wenn es einmal so weit gekommen ist, dass ein CFS/ME – Vollbild entwickelt ist?
Die Antwort ist: vielleicht.
Und wegen dieses „vielleichts" wird nach und nach das ganze bisherige Leben des Betroffenen zu einem Forschungsfeld nach der einen Frage:
Was ist falsch gelaufen? Was ist passiert?
„War es die schwere Grippe mit 19, die vielleicht in Wirklichkeit ein Epstein-Barr-Virus war, der ständig darauf lauerte zu rezidivieren und mein Immunsystem aus dem Lot zu werfen?", fragt sich der Betroffene vielleicht, „Und wenn ja, hat es einen Auslöser gegeben, den ich hätte vermeiden können? War es die Impfung unmittelbar vor der Afrika-Reise, die mich immunologisch geschwächt hat, war ich nach dem Tschernobyl–Unfall zu viel in der Sonne auf der Wiese und habe zu viel Kohl gegessen und Milch getrunken? Hat es mir geschadet, über einer Reinigung zu wohnen oder zu viel mit Lack zu arbeiten? Habe ich in der Wohnung zu viele Pestizide gegen Ungeziefer eingesetzt, war ich zu oft in verrauchten Kneipen und habe zu viel Alkohol

getrunken? Sind deswegen immer mehr Infekte aufgetreten, bis es mich schließlich gänzlich zu Boden gerungen hat? Oder habe ich zu lange unter Stress gestanden während meiner Zeit als Arzt im Praktikum, einfach zu wenig geschlafen, als das Baby da war? Waren das noch normale Belastungen, oder war da die Grenze schon überschritten? War diese Zeit mit vielen Infekten und mehr Allergien schon der Anfang, oder begann es erst durch diesen einen schweren Infekt am Ende, nach dem ich dann gar nicht mehr aufstehen konnte? Hatte ich immer schon ein schwaches Entgiftungssystem, sodass ich es mir nicht hätte erlauben sollen, in einer Stadt wie München zu leben, hätte ich nie mit dem Rauchen anfangen dürfen, würde es mir helfen, völlig giftfrei zu leben, brauche ich einen Wasserfilter und eine Entgiftungskur? Muss ich meine Amalgam–Plomben entfernen, sogar meinen Kiefer ausfräsen und Schwermetalle ausleiten lassen wie manche Zahnärzte sagen? Habe ich mir auf einer Reise nach Tschechien eine Borreliose eingefangen, oder im bayrischen Wald, zeigt jener LTT – Befund eine vergangene Tuberkulose an, die ich nicht wirklich beachtet habe, und die mich mehr als ich dachte geschwächt hat, war das während dieses Praktikums vor 15 Jahren oder erst viel später, in einem Urlaub im Spessart, in dem ich plötzlich diese unerklärlichen Lungenprobleme und diese seltsame Schwäche erlitt? Nützt es etwas, das jetzt noch gerade zu rücken? Ist das jetzt ausgeheilt? Gibt es immer noch einen oder mehrere Erreger, die ich bekämpfen müsste und wenn ja womit? Macht es Sinn, komplizierte Erhebungen zu starten, um zu prüfen, ob meine Schilddrüse vielleicht immer noch oder überhaupt erst jetzt einen Schaden hat? Ob auch der Hypothalamus nicht mehr arbeitet? Wie kann ich das überhaupt herausfinden? Gibt es hier einen Arzt, der die richtigen Untersuchungen dafür überhaupt kennt? Kann mir eine craniosacrale Therapie helfen, muss ich meine Ernährung umstellen, brauche ich mehr Vitamine und Mineralien, muss ich den NO–Stress reduzieren oder hilft eine Entgiftung, muss ich nach antiviralen Mitteln fahnden oder Antibiotika nehmen oder mich chiropraktisch behandeln lassen?“

Diese und viele andere Fragen können auftauchen in dem endlosen Suchprozess nach dem Anfang, der Ursache, dem vielleicht entscheidenden Ansatzpunkt für ein Behandlung, bei der Suche nach dem Weg hinaus. Vielleicht, mit einiger Wahrscheinlichkeit sogar, findet, wer auf diese Weise sucht, eine ganze Reihe unterschiedlicher Verdachtsmomente, die als Ursachen oder Mitursachen einen Anfang gebildet haben können, zu unterschiedlichen Zeiten im Leben.
Und irgendwann kam dann der Moment, an dem eine so gravierende und so lang anhaltende Verschlechterung eintrat, dass man im nachhinein sagt: da hat es angefangen.Vielleicht war das ein Infekt, den man nicht überwunden hat. Aber warum hat man diesen Infekt nicht überwunden?[41] War das wirklich der Anfang? Die Antworten können verschieden ausfallen, bleiben häufig aber offen.

„Wie alles anfing“ - wer hat Schuld?

Das ist das „schmutzige Gesicht“ der Frage: die Suche nach dem Schuldigen. Irgend etwas ist schief gelaufen, und der Karren steckt mächtig im Dreck. Betroffen von der Misere dieser quälenden verwirrenden Krankheit, die einem, wo man sie auch packen will, ständig entgleitet und die dennoch immer da und immer nah ist, ist nicht nur der Kranke selbst. Mitbetroffen sind Angehörige, Freunde, Arbeitgeber, Ärzte, Psychologen, Menschen in diversen Heil- und Helferberufen, die früher oder später involviert werden.
„Wer hat Schuld?“ hat viele Aspekte. Wer hat Schuld daran, dass es angefangen hat? Wer hat Schuld, dass es weiter ging? Wer hat Schuld, dass es nicht aufhört? Wer daran, dass ich nichts machen kann? Warum hilft das, was ich mache, nicht? Ist es das Falsche? Wer hat Schuld, dass ich nicht das Richtige mache? Wer ist zuständig für Antworten? Für Lösungen? Wer ist schuld daran, dass ich so leide? Wer ist schuld, dass mir nicht geglaubt wird? Wer ist schuld, dass ich

so hilflos bin? Dass ich so nutzlos bin? Dass ich so einsam bin? Wie soll ich das alles aushalten? Muss ich jetzt auch noch die Schuld aushalten?

Die Schuldfrage hat ihrerseits zwei Hauptrichtungen: Wut über die Situation, die zugleich mit Trauer um die vielen Verluste zu tun hat – und auf der anderen Seite die Frage nach der Verantwortung. Die Krankheit stellt einen großen Schaden dar und erschafft ständig neuen Folgeschaden, solange sie besteht. Im Zivilrecht gibt es im Zusammenhang mit Schaden, Verantwortung und Verursachung ein weitverzweigtes Regelwerk zur Schadensregulierung. Wer hat für den Schaden aufzukommen? Nicht immer ist das derjenige, der ihn verursacht hat. Das Zivilrecht weiß genau, dass man das nicht immer feststellen kann, und dass das auch nicht immer Sinn macht.

Auch in unserem Gesundheitssystem ist die Frage nach der Schuld der Verursachung (bis jetzt) ohne Belang. Geholfen werden muss auch dem, der zu genusssüchtig war, einer Sucht erlegen ist oder sogar sich absichtlich in einen kranken Zustand gebracht hat. Auch das soziale Netz fragt nicht danach, wer einen Zustand der Arbeitsunfähigkeit oder Pflegebedürftigkeit verschuldet hat. Nur in seltenen Fällen geht es darum, dass Dritte eindeutig zur Verantwortung gezogen werden können wie bei einem fremdverschuldeten Unfall oder einer Berufskrankheit.

Im zwischenmenschlichen, emotionalen Bereich, ist es dagegen oft schwer, sich zu der bewussten Einsicht durch zu ringen, dass möglicherweise niemand schuld ist, oder dass man es jedenfalls nicht heraus findet, und damit den Weg für einen Frieden zu ebnen. Ist die Schuldfrage erst einmal im System, und mit ihr die Schuldgefühle, so wandern diese zwischen den Beteiligten hin und her. Keiner möchte sie behalten. Verletzung und Wut, Angriff und Verteidigung geben sich die Bälle in die Hand, jeder sucht beim anderen ein Ventil für seine Frustration, dass es einfach nicht weg geht, und dass dieser Zustand quälend ist.

Dieser Aspekt macht es schwer für CFS/ME–Betroffene über diese Frage mit anderen zu sprechen, eine scheinbar harmlose und zweifelsfrei wichtige Frage, über die man schließlich sprechen muss, die man erforschen will, wenn man sich der Realität der Situation stellen will.
In diesem Kontext sei zumindest erwähnt, dass sich zunehmend auch Umweltmediziner mit Schadstoffen und umweltbedingten Ursachen, die einzeln oder auch kumulativ in einem Zusammenwirken zumindest bei einem Teil der CFS/ME–Patienten die Erkrankung hervor gerufen haben können, beschäftigen.[42] In manchen Fällen kann das ganz konkret Behandlungsansätze durch Toxin-Ausleitungen u.ä. bedeuten. Daneben erhebt dies auch eine generelle Schuldfrage gegenüber Industrie und vielen Verursachern in unserer Kultur, die nicht nur aus dem Blickwinkel CFS/ME–Betroffener tieferer Untersuchung wert ist. Eine solche Erörterung würde den Rahmen dieser Arbeit jedoch sprengen. Ich hoffe aber, dass zukünftige Forschung und Publikationen hier weiter erhellend wirken werden.

„Wie alles anfing" - wissen, was passiert ist

Und schließlich hat die Frage danach, wie es angefangen hat, ein Gesicht, das einem menschlichen Urbedürfnis danach entspricht, zu wissen, was eigentlich passiert ist, was der Charakter dessen ist, was mit dem eigenen Leben geschehen ist. Die Antwort auf diese Frage bietet die Grundlage dafür, die Katastrophe, die man erlebt hat, zu verarbeiten.
Es lässt sich nachvollziehen, wie der Weg war, wo die Entgleisung, was die eigene Reaktion und was der Ablauf der Ereignisse. Es hilft, die Dinge rückblickend einzuordnen, sie zu verstehen, die passenden Gefühle dazu zuzuordnen, sich selbst zu begreifen, die eigene Identität neu zu sortieren und fort zu entwickeln, um eine Basis für das weitere Leben, die eigene Entwicklung zu haben.
Was war wirklich die Ursache? Wie hat es angefangen? Werde ich das jemals heraus finden? Manche sagen über sich: ich glaube, ja. An-

dere kommen zu dem Schluß, es sei besser, sich von dieser Frage zu lösen, weil sie sich ergebnislos davon im Kreis geführt fühlen.

Aus heiterem Himmel

Laurie

„Mein“ CFS/ME kam wie eine Lawine: ohne Vorwarnung. Und mit aller Kraft stellte es mein Leben von einem Tag auf den anderen auf den Kopf.

Ich war 35 Jahre alt, verheiratet, hatte ein dreijähriges Kind und arbeitete 30 Stunden die Woche im Jugendamt. Nach der Arbeit holte ich mein Kind vom Kindergarten ab, wir gingen schwimmen, auf den Spielplatz oder im Winter Schlitten fahren. Dreimal die Woche ging ich zum Sport, und am Wochenende hatten wir oft Besuch oder gingen selber zu Freunden oder machten einen Ausflug.

Plötzlich entwickelte ich Allergien - schlagartig - gegen fast alles. Alle Pollen, alle Tiere, fast alle Nahrungsmittel. Beim Allergologen schlugen die Zeiger aus. Tests wurden wiederholt, da man nicht glauben konnte, was geschah. Ich glaubte es auch nicht. Plötzlich konnte ich nicht mehr normal essen. Mir schwoll die Zunge an, ich hatte Übelkeit, Hautausschläge und Ödeme. Gleichzeitig hatte ich einen Infekt nach dem anderen. Streptokokken, Anginen, Nasennebenhöhlen- und Kieferhöhlenvereiterungen, Bronchitiden. Es hörte nicht auf. Ich ging, halb erholt und halb immer noch krank, zwischen den Infekten erst weiter zur Arbeit. Dann entwickelte ich ein Reizdarmsyndrom mit starken Schmerzen. Verdacht auf Morbus Crohn, Krankenhauseinweisung. Der Verdacht bestätigte sich nicht, hielt sich aber weiter. Nach zwei Jahren wurde ich in den zeitlich begrenzten Vorruhestand versetzt.

Meine Hoffnung war, dass ich mich durch den Wegfall der Arbeit für vielleicht 2 Jahre gesundheitlich schneller erholen könnte. Ich wollte mein altes Leben, mein altes Ich zurück. Leider ging die Rechnung nicht auf, ich hatte sie ohne den Wirt CFS/ME gemacht. Ich bin jetzt seit 10 Jahren krank. Mein Energielevel sinkt. Das totale Chaos hielt aber „nur“ ein paar Jahre an.

Ins Leben zurück – meine Lektion in Loslassen
Loslassen von Freunden,
Loslassen von Orten,
von Straßen, Gesichtern, Locken,
dichtem Kraushaar und blau schillernden Blicken,
Loslassen von
Aufgaben und Vergnügungen,
von Plätzen, Wänden, gelben Türen,
gusseisernen Handläufen,
von schweren Personen-Aufzügen,
dem Urlaub am grünen Meer,
dem Weg am Kanal,
von Bildern, Gerüchen, Stimmen,
von deiner begeisterten Kochkunst,
dem hellen Lachen
von dem Kind in dir,
Loslassen von Tanz,
von der Musik in mir,
Loslassen von
wie ich war.

Luca

3. Kapitel: I remember Me = Ich erinnere mich an mich

Das leuchtende Tuch

Xenia[43]

Ich sitze auf dem Boden eines großen Ausstellungsraums im Museum. Vor mir liegt ein leuchtend rotes, in sich gemustertes Tuch, das mit hieroglyphenartigen Zeichen bemalt ist. Sobald ich den Raum betrat, zog es mich an. Ich sehe mich in meinem langen schwarzen Kleid auf diesem roten Tuch liegen, die Arme weit ausgebreitet. Schlafend, träumend, tot? Was passiert mit mir? Warum will ich mich auf ein Bahrtuch legen, das für eine Frau gemacht wurde, die sich umgebracht hat? Was reden diese Zeichen mit mir? Manche erinnern mich an Zähne, an Runen. In der oberen Ecke sind einige heller als die übrigen. Da ist so viel Leben in diesem Tuch, so viel wildes, ungelebtes Leben, das sich dreht und windet und doch nur wenig Möglichkeit zum Blühen bekommt. Sie war ein bisschen jünger als ich, diese Frau, als sie sich umbrachte. Im Katalog schreibt jemand über sie: Nach seinem Tod (dem des Vaters) war sie endlich frei – für den eigenen Tod. Ich sitze vor dem Tuch und fühle die Tränen, die in mir sind. Ich bin in der ungewöhnlichen Situation, meinen eigenen Tod zu betrauern. Normalerweise hat man dazu keine Chance. Der Tod, den man betrauert, ist immer der Tod eines anderen. Vor acht Jahren ist mein Leben zuende gegangen, abrupt und ohne meinen Willen, eher ein Mord als ein Selbstmord. Die Krankheit, der ich zum Opfer fiel, hat es abgebrochen und unfertig gelassen. Es hatte gerade Schwung geholt, um sich neue Räume erschließen zu können. Übrig geblieben sind Trümmer, die ich mühsam zusammenzusetzen versuche, in die ich etwas Farbe zu bringen versuche, wie in unserer Gesellschaft der Beton angemalt wird.

Spiegelungen des Selbst: wer bin ich, wer war ich?

Viele Betroffene kennen den Film mit dem Titel „I remember Me", zu deutsch: „Ich erinnere mich an mich", von Kim Snyder, ein mit vielen Preisen versehener Dokumentarfilm über CFS/ME, von der selbst betroffenen Filmemacherin in eindringlichen Bildern über ihr eigenes Leben und das vieler anderer Betroffener sowie in Interviews mit Spezialisten zu den Hintergründen der Erkrankung künstlerisch und informativ zugleich gestalteter Film, auf den sie 5 Jahre ihres Lebens verwendet hat. Der englische Titel bringt auf nahezu unübersetzbare Weise eine basale Realität von CFS/ME–Patienten auf den Punkt: es ist ein bisschen wie sterben. Sie sind nicht mehr richtig sie selbst. Das ist wie eine Art Tod. Durch CFS/ME gehen viele Charaktereigenschaften und Vorlieben verloren. Man muss Hobbys, vielleicht den Beruf, viele Reaktionsweisen, die einem zueigen waren, aufgeben und Abschied nehmen nicht nur von Freunden, die die Veränderungen nicht akzeptieren können, sondern auch von einem Teil der eigenen Person. Hoffentlich nicht für immer sondern nur für eine Übergangszeit, nach der sie eines Tages wieder alles das tun können, wonach ihnen wirklich ist, was sie mögen, und was ihnen etwas bedeutet. Vielleicht wird das nicht mehr identisch sein mit dem, was sie vorher mochten, sie haben sich auch mit der Krankheit weiter entwickelt, - in welche Richtung auch immer. Während dieser Zeit aber, in der sie in einem unsichtbaren Käfig der Behinderung gefangen sind, wie es die selbst betroffene Autorin Frauke Bielefeldt in ihrem Buch „Wie ein Schmetterling im Käfig" in ein treffendes Bild gefasst hat[44], und nicht so sein können, wie sie eigentlich sind, haben sie Zeit, die Person, die sie waren, von ferne, wie aus einem anderen Raum zu sehen und der Frage nach zu gehen: wer war ich eigentlich, bevor ich krank wurde? Oder anders, mit Kim Snyders Worten ausgedrückt: I remember Me. Ich erinnere mich an mich.

Ein Mosaik der Sinne

Luca

Ich spüre noch die Sonne auf meiner Haut. Ich bin 14, mache Ferien auf Elba, und es ist Sommer. Lange Stunden verbringe ich auf den Felsen am Meer. Ich bin ganz bei mir. Ich baue meine Staffelei am Meer auf und male Aquarelle von Kiefern, Felsen, Wasser. Tiefes Blau, das ich trinke, soweit das Auge reicht. Ich erinnere mich an die samtweiche Luft am Abend, erfüllt vom Zirpen der Grillen, zarte Berührungen von Tamarisken und Blättern am schmalen Pfad den Abhang hinunter zum Meer, und über mir die Unendlichkeit des Weltalls, lichtergeschmückt mit Sternen wie ein verschwenderischer Weihnachtsbaum. Meine Seele streckte sich zärtlich zu den Versprechungen dieses unauslotbar geheimnisvollen Universums, das meine Sinne auf allen Ebenen zu locken schien. Lange Nachmittage lief ich allein über die Hänge der Insel, während die Sonne auf mich nieder brannte.

Ich rieche noch den schweren Duft von Benzin, die Schwaden von Zigarettenrauch der Passanten auf dem Gehweg, den leichten Modergeruch in den U-Bahnschächten, das Gummi der Sitze in der U-Bahn. Ich ging nach Berlin. Die Liebe zu dieser Stadt überfiel mich auf Anhieb. Die Häuser aus der Gründerzeit, die alten Schlösser, die Uni im pittoresken Dahlem, die Parks, die Tümpel darin mit Trauerweiden und Seen und weichen Wegen und englischen Gärten, die schweren Holztüren zu den Hinterhöfen, das Kopfsteinpflaster, die anheimelnde Atmosphäre in den Kneipen und Cafés, die Frauenbuchläden und

Off–Theater, die Fahrräder an den bröckelnden Kreuzberger Fassaden und die frei laufenden Hunde und streunenden Katzen, die freie Luft und fremde Welt dieser Ausnahmemetropole inmitten des kalten Krieges, eine Insel der Möglichkeiten, umschlossen von einer feindseligen Mauer, die dieses Leben auf seltsame Weise mehr zu beschützen als zu bedrohen schien und mir zugleich das Gefühl gab, da zu leben, wo alle Widersprüche aufeinander trafen, an einem Ort, wo mehr Fragen als Antworten zu finden waren, und wo offene Wunden noch als solche zutage traten, jedenfalls mehr als in vielen Städten im Westen des Landes, zu schweigen von den beschaulichen Kleinstädten, den behüteten Orten meiner Kindheit, die ich bislang kennen gelernt hatte.

Ich spüre noch den Staub unter meinen nackten Füßen, in den Sandalen, den warmen Fels unter meiner Hand, auf meinen Reisen, denen mit Freunden, nach Italien, zu zweit, zu sechst, zu fünft, als Paar und als Gruppe. Ich höre noch das Lachen bei gemeinsamen Essen auf dem Campingplatz, spüre die Nachgiebigkeit des warmen Sandes im Gargano, ich erinnere mich an die besondere Atmosphäre eines Abendessens zu zweit in einem verschwiegenen Lokal in den Westalpen Frankreichs, an den Duft der Platanen auf ausgestorbenen Mittagsplätzen im Süden Frankreichs, an üppige Blumenranken um blätternde Fassaden, an die Schafe im schottischen Hochland, den Regen und unser Fluchen über das Wetter und die Sperrigkeit der Regenjacken. Ich erinnere mich an Slalom-Ski in einer Menschenkette von Freunden auf der Piste für uns allein bei der Abfahrt zu unserer Skihütte.

Ich spüre noch den Puls von Bombay, wo meine Eltern lebten, ich höre das Hupen der Autos, die lauten Streitereien der Menschen auf der Straße, ich sehe die streunenden Hunde, die Wäscherinnen am Meer. Ich erinnere mich an die Reisen an den endlosen Strand von Goa, zu den geheimnisvollen Ruinen der zerstörten ehemaligen Prachtstadt Vijayanagar und ihrem Ausblick über den Süden Indiens,

in die Berge von Nepal und in die märchenhaften Wüstenstädte von Rajasthan.
Und ich erinnere mich an meine Gefühle, an meine Suche nach Sinn, nach dem, was hinter den Dingen steckt, an meine Neugier auf die Welt und an die Sperrigkeiten des Lebens, die ich fand. Ich erinnere mich an die Kämpfe, die politischen Bewegungen im Berlin der 80er Jahre, in die es mich hinein sog wie in einen Strudel voller Leben und voller Widersprüche. Ich erinnere mich an meinen Entschluss, Jura zu studieren. Verstehen, wie die Dinge hier geregelt sind. Klarheit gewinnen. Wissen, woran ich bin. Wissen, was ich tun kann. Ein Entschluss, dessen Umsetzung mir manchmal arg wurde, wenn mein Künstlerherz sich meldete und lauthals träumte. Und der mir dann wiederum ein unerwartetes Geschenk bescherte, als ich die Möglichkeit erhielt, eine Arbeit über Indien zu schreiben, die mir half, den Sinn der vielen Bilder von meinen Reisen besser zu verstehen.
Ich erinnere mich an mich. Nein, es war nicht perfekt, mein Leben, kein Leben ohne Probleme, Herausforderungen, Zweifel. Ich habe viele Fäden aufgenommen, die ich auf meinem Weg fand, nicht alle konnte ich zu einem Ganzen verweben, manche Fäden waren immer noch offen und sind es bis heute. Mein Weg wäre vermutlich auch ohne Krankheit weiter mit Brüchen und Schlangenlinien verlaufen. Kein begradigter Fluss, mehr ein mäanderndes Suchen. Vielleicht war das überhaupt das, womit ich immer am meisten identifiziert war, was mich am laufen hielt: die Suche, das Experiment, die Neugier. Und dieser Impuls, das zurück zu spiegeln, was alles, was ich vorfand und erlebte, in mir bewirkte, das Außen in mich aufzunehmen und mein Innerstes nach außen zu bringen als einen Teil des Ganzen. Einen Teil, den nur ich sehen kann, der aber untrennbar verwoben ist mit all den Energien und Strukturen und Bewegungen des Ganzen: das Private als Teil des Politischen und das Persönliche als Teil des Wunderbaren. Das war eine Sehnsucht in mir, die gestaltet werden wollte, der Sinn, der alle Sinne mit einschloß, dem subjektiven Bedeutung ver-

lieh und mir das Gefühl gab, aufgehoben zu sein in dieser Welt. Eingebunden sein durch Kommunikation, verbunden sein durch Verstehen und wechselseitige Inspiration. Und das ist immer noch so. Etwas in mir hat überlebt.

Ins Leben zurück – meine Lektion in Schmerz
Schmerz im Kopf,
Schmerz im Nacken,
Schmerz im Hals,
Schmerz im Bauch, in den Beinen, den Armen.
Schmerz an den Linien meines Körpers entlang,
Schmerzen im Herzen,
Schmerzen über den Schmerz,
Schmerz rasender Schmerz über Euer nicht Verstehen
wollen,
Schmerz in Zirkeln
sich eindrehendem
nur noch
Ich.

Luca

4. Kapitel: I AM NOT ME = Ich bin nicht die Krankheit und ich bin nicht (mehr) ich selbst

„I AM NOT ME“ - die beiden Möglichkeiten, wie man diesen Satz lesen und verstehen kann, beleuchten ein wichtiges Phänomen, mit dem CFS/ME–Erkrankte konfrontiert sind, von zwei verschiedenen Seiten, in zwei Erscheinungsformen von Problemfeldern, mit denen sie im Alltag und in ihrem Grundgefühl zu tun haben, so lange CFS/ME nicht allgemein als physische Erkrankung anerkannt wird und die Betroffenen ständigen Überprüfungen als angebliche Psychosoma–Patienten ausgesetzt sind.

Die eine Seite, repräsentiert durch den Ausdruck: „I am not Me“ (= Ich bin nicht ich selbst), steht für den Verlust an Identität, der durch dauerhafte Einbußen in den eigenen Kompetenzen, Fähigkeiten und Charakterzügen entsteht, die aus der chronischen Behinderung durch CFS/ME folgen.
Die andere Seite, repräsentiert durch den Satz „I am not M.E.“ (M.E. = die in England immer schon gängige Abkürzung für CFS/ME, also: „Ich bin nicht CFS/ME“)[45], steht für die Verwechslungen, denen CFS/ME-Kranke dadurch unterworfen sind, dass CFS/ME als körperliche Ausprägung psychischer Haltungen, d.h. als psychosomatische Erkrankung interpretiert wird.

Der Augenblick

Luca

Es ist wie eine Leere im Gehirn, wie ein Wort, das mir auf der Zunge liegt, - wie etwas, was beinahe mit Händen zu greifen ist, mir dann aber doch durch die Finger rinnt, dieses Nichts, das mich trennt, mehr als alles andere, mich entleert, mich negiert, wie am ersten Tag, wie beim ersten Mal, bei diesem ersten legendären Arztbesuch, bei dem mich das durchfuhr: zum ersten Mal im Leben etwas zu berichten, etwas von meiner Realität, die doch Teil ist, immer war, Teil unser aller gemeinsamer Realität, und deshalb wahr, unfraglich fassbar, - und aber diesmal eben nicht mehr. Mein Gegenüber erkannte sie nicht, nicht als einen Teil des Gesamten, einen Teil dessen, der mich vorübergehend und sehr erklärbar erfasst hatte, und der in sein Spezialgebiet fallen hätte sollen, das mich alsbald von dieser Folter wieder befreien würde. Nichts dergleichen. Stattdessen dieser schwer erklärbare, fast unsichtbare, subtile Ausdruck von Neugier, dieser fast unmerkliche Raubtierausdruck im Augenwinkel, wie wenn jemand etwas zu sehen bekommt, das von ihm für immer getrennt ist und gerade deshalb seine besondere Neugier erweckt. Vielleicht war das der Grund, wieso mich plötzlich dieses untergründige Grauen beschlich, das Gefühl, aus der Gemeinschaft ausgemustert worden zu sein, bestimmt nicht für immer, das konnte nicht sein, aber doch für diesen einen kurzen Moment, in dem ich in etwas gerutscht war, was ich selbst noch nicht ausloten hätte können, das sich mir selbst entzog, denn ich war doch Teil seiner Normalität, Teil der Realität dieses Gegenübers, und in mir konnte keine Erklärung entstehen, die nicht Teil dieses Diskurses war, dem ich seit jeher angehört und dessen Teil ich für immer zu bleiben gedacht hatte. Kaum merklich war ich mit Händen an einen Krater geklammert in eine Lage geraten, die weder zu mir noch meiner wie auch immer gearteten definierten

Welt gehörte. Je länger ich in dieser unerhörten außerdefinierten Realität verhaftete, desto mehr sog der Krater an mir und die Hände drohten mir zu erlahmen. Und doch war das nur ein Teil des Grauens, das sich in mir auszubreiten begann. Ich lebte in einer Welt, die gewohnt war, den Charakter des Menschen an seinen Handlungen zu erkennen und ich selbst verwirklichte mich darin, mich bewegend, atmend, sprechend, handelnd. Während mein Körper mir den Strom abstellte, verlöschte ich nunmehr selbst. Ein Notaggregat nach dem anderen fiel aus, und ich reduzierte nicht nur mein Leben, meine Tätigkeiten, meine Freunde, meine Bezüge, sondern wie ich eines Tages merkte: mich selbst. Was zuletzt ausfiel, waren meine Gedanken, meine Gefühle, meine Worte. Alles wurde aufgesogen von diesem unsichtbaren, ungreifbar unbegreifbaren schwarzen Loch des Nichts, das nunmehr geblieben war. Dieses Nichts, das mir zum ersten Mal begegnet war in diesem ersten unverwandten neugierigen Blick, der mich vom Subjekt zum Objekt wandelte, dem ich als Beutetier zum Opfer fiel, dieses Nichts, das mir noch heute durch die Finger gleitet beim Versuch zu begreifen, dieses Nichts, das uns trennt wie die Scheibe eines Einwegspiegels, um das die Worte kreisen wie Möwen über der unergründlichen See, spähend, ob die Tiefe etwas freigibt, dieses Etwas, was doch da sein muss, was mir mich selbst zurück geben könnte, aber ich spüre nur meinen schlingernden Blick, der in die Tiefe gesogen wird, in die Tiefe des schwarzen Lochs, der schwarzen See, und ich merke die Gischt, die anfängt in meinem Haar zu spielen, und die über mir zusammen schlagen wird, wenn auch der letzte halbe Gedanke, der letzte Wortfetzen, der letzte schon abgeschriebene Versuch, von niemand mehr zur Kenntnis genommen, verlöscht ist, wenn Schmerz und Erschöpfung mich ein letztes Mal mitnehmen, bis ich mich selbst vergessen habe.

I am not Me =
Ich bin nicht (mehr) ich selbst

Wenn Sie eine dreiwöchige Grippe haben und in dieser Zeit mit Fieber und einer Schar scheußlicher Symptome das Bett hüten müssen, und jemand legt Ihnen einen Fragebogen vor über das, was Sie gerne tun oder wie Sie sich so verhalten, werden Sie die Fragen ohne zu zögern so beantworten, wie es für die Zeit vor und nach der Grippe gilt. Sie befinden sich in einer „Auszeit“, die Sie mit Ihrer Identität gar nicht in Verbindung bringen.

Wenn nun aber die Symptome nicht nach drei Wochen verschwinden, sondern Monate, Jahre, sogar Jahrzehnte anhalten, mit gewisser Varianz, aber im Prinzip eben chronisch, so ändert sich etwas. Werden Sie nach Ihren Lieblingsbeschäftigungen gefragt, wissen Sie nicht mehr, ob Sie die von „vor-der–Krankheit“ oder die „seit–der–Krankheit“ nennen sollen. Wahrscheinlich würden Sie immer noch gern tanzen gehen, wilde Feste feiern, häufig ins Kino oder Theater gehen, gesellige Abende veranstalten oder zu welchen hingehen, an politischen Treffen oder Gruppen teilnehmen oder Gesangsstunden nehmen, im Wald joggen gehen oder in der Stadt des abends auf die Piste, einen Rock'n Roll–Kurs machen oder endlich den Kindheitstraum vom eigenen Reitpferd verwirklichen, Theater spielen oder einen verwickelten Roman schreiben. Vor allem: Ihren Beruf ausüben, vielleicht auch Kinder bekommen, wenn Sie noch keine haben und viele andere Dinge tun, die früher auf Ihrer „Agenda“ standen bzw. Ihrem Temperament und Ihren Bedürfnissen entsprachen und dies im Grunde immer noch tun. Aber das ist doch inzwischen alles gesundheitlich so „far–out“!

Zu diesen offensichtlichen Abstrichen gesellen sich allmählich weitere unliebsame Veränderungen: vielleicht fühlen Sie sich mit fremden

Menschen nicht mehr so wohl wie früher, weil Sie das Gefühl haben, sich selbst nicht mehr angemessen präsentieren zu können, oder weil Sie sich einfach schlecht fühlen. Sie kleiden sich nicht mehr so expressiv oder geben sich überhaupt keine Mühe mehr auf diesem Sektor. Oder Sie versuchen im Gegenteil hier etwas zu kompensieren und fallen jetzt viel mehr auf als früher. Sie halten vielleicht mit Ihrer Meinung bei Gesprächen mit Freunden öfters aus Unsicherheit hinter dem Berg, weil Sie, seit Sie verrentet sind, einfach nicht mehr so selbstbewusst politisch mitreden können wie früher. Oder Sie werden im Gegenteil regelrecht aggressiv und aufdringlich und können nicht wie früher auch andere Meinungen gelten lassen. Privat sind Sie vielleicht jetzt mehr als früher mit sich selbst beschäftigt und finden die Sorgen Ihrer Freunde oft lächerlich. „Die kriegen den Hals wohl nie voll," denken Sie jetzt vielleicht öfters, obwohl Sie es gar nicht wollen, wenn Ihre Freunde über die Mühe beim Bau des neuen Hauses klagen oder von den Unbilden, die ihnen auf der letzten Südamerikareise begegnet sind. Oder Sie stellen sich selbst im Gegenteil total zurück, schämen sich für Ihr verarmtes Leben und gehen ganz darin auf, für andere der seelische Mülleimer und ewige Seelentröster zu sein, können sich nicht mehr wie früher gut auch mal selbst in den Mittelpunkt spielen und gegenüber Aufdringlichkeiten abgrenzen.

Die Trauer über diese Verluste, nicht nur an körperlichem Wohlbefinden, sondern auch an Fähigkeiten und Charaktereigenschaften, kann einen überwältigen, wenn man realisiert, dass es vielleicht für eine lange Zeit so bleiben wird, möglicherweise für immer. Wer bin ich jetzt noch? Bin ich überhaupt noch dieselbe Person? Was ist von mir noch übrig? Wie kann ich damit leben? Habe ich eine Chance, das, was ich als mein Innerstes empfinde, in diesem Leben zu verwirklichen? Was ist mir von mir geblieben? Dies sind die Fragen, die die ursprüngliche Frage „Wie werde ich wieder gesund?" zu überlagern beginnen, wenn die Krankheit eine längere Zeit besteht.

I am not M.E. =
Ich bin nicht die Krankheit

Ausgerechnet in dieser für die Bewahrung der eigenen Identität und das eigene Selbstwertgefühl so kritischen Situation wird auf diese Bereiche noch von der anderen Seite Druck ausgeübt: die quälende Krankheit, die all das ausgelöst hat, wird von der Außenwelt, v.a. von vielen Ärzten und auch in der Krise als notwendige Helfer aufgesuchten Psychotherapeuten, geleugnet. Die Krankheit, wird plötzlich behauptet, ist etwas in dir, was sich eine Bahn sucht. DU BIST DIE KRANKHEIT! Deine Psyche produziert all das.
Statt Trost und Verständnis hagelt es Vorwürfe und Unterstellungen. Statt die erhoffte ärztliche Unterstützung zu erhalten, wird Druck ausgeübt, sich jetzt endlich wieder für's Funktionieren zu „entscheiden" und die „Verweigerungshaltung" aufzugeben, oder auch in kleinen Schritten die „Angst vor dem Leben" zu überwinden oder was sonst an inneren „Blockaden" dafür verantwortlich gemacht wird.
Damit beginnt der eigentliche Horror. Der Kranke muss sich entscheiden: Kampf oder Rückzug in die Isolation? Sich verteidigen, gegen Wände reden oder schweigen? Versuchen sich anzupassen und die Krankheit zu ignorieren, gegen sich selbst kämpfen bis zum Zusammenbruch? Viele fragen sich in dieser Situation: gibt es irgendwo da draußen in diesem Weltall eine Ressource, die ich anzapfen kann? Wie soll es bloß weiter gehen? Was ist bloß falsch an mir? Werde ich das überhaupt noch lange überleben? Unter diesen Umständen: will ich das überhaupt noch? Bin ich der einzige Marsmensch auf diesem Planeten? Ist da irgend jemand, der kapiert, was mit mir passiert?

Ins Leben zurück – meine Lektion in Vertrauen
Vertrauen verlieren
in meinen Körper,
Vertrauen verlieren
in meine Kraft,
Vertrauen verlieren
in mein Urteil,
in das der Ärzte, in ihren guten Willen,
in Psychotherapeuten und in Freunde,
in die Zukunft, die Anderen,
in eine faire Chance.
Vertrauen verlieren
in Worte, in Umarmungen, in Gott.
Vertrauen bewahren
ohne jeden Grund und ohne jede Frage,
Vertrauen
am Boden des Bewusstseins,
wo keine Worte mich erreichen,
wo ich sicher bin.

Luca

Aber wie?

Tarrasch

Man kann sie spüren, die Gleichgültigkeit, und die anderen merken es nicht. Sie glauben, sie könnten Anteilnahme vortäuschen. Dabei langweilt sie spätestens mein dritter Satz. Und so richtig kurz fassen und dennoch was rüber bringen geht nicht. Es ist nicht mehr so oft nötig, zu erzählen. Und Zuhörer gibt es heute so wenige wie Gelegenheiten, die dazu geeignet wären, ihnen was zu sagen.
Am Anfang waren da noch welche. Regelmäßig fragten sie. Wie es mir ginge? Ob es immer noch nicht besser sei? Nein, es war immer noch nicht besser. Dann kam ab und zu das Aber durch: Dieses „strengdichanundreißdichdochzusammen-Aber." „Aber da muss es doch was geben dagegen." „Aber man sieht es dir gar nicht an. Siehst aber gut aus."
Das Aber von mir wird nicht gehört: „Aber es geht mir nicht gut."
Sollte ich es noch mal sagen? Hören sie noch zu?
Jedenfalls können sie es nicht vergessen, denn sie haben es erst gar nicht wahrgenommen. Wahr genommen. Für wahr genommen? Die Zuhörer sind verschwunden. Gerne würde ich ihnen noch was sagen. Aber mir fehlt die Kraft.

Einseitiges Interesse

Lara

Mich trifft auch oft die absolute Gleichgültigkeit der Menschen. Ich denke, es ist einfach unangenehm mit Krankheit konfrontiert zu werden. Obwohl der Kontakt zu mir selten auf dieser Schiene „Krankheit" läuft, ist wahrscheinlich immer beim Erinnern an mich auch dieses ungute Gefühl im Hintergrund. Anders kann ich mir diese überall begegnende Gleichgültigkeit nicht erklären.
Als ich meine Diagnose bekommen habe und auf dem Höhepunkt der Erkrankung war, wollte ich reden, reden ... Mein Leben brach zusammen, und niemand interessierte sich dafür. Nach ein paar Sätzen war da Langeweile, manchmal höflich verborgen, meistens nicht. Es waren gute Bekannte oder die ich als Freunde ansah. Irgendwie habe ich jetzt, glaube ich, kapiert, dass der Mensch so ist. Es tut aber trotzdem weh. Aber ich wäre am Anfang am liebsten Amok gelaufen, nur dass man mich wahrnimmt.
Da eins meiner größten Hobbys Menschen sind, fällt es mir besonders schwer, da so auf Entzug zu sein. Weil ich im wirklichen Leben jetzt so isoliert lebe, muss ich meine Neugierde auf Menschen irgendwie anders erfüllen. Jetzt höre ich mir eben im Fernsehen alles an, wenn jemand von sich, seinen Lebensumständen oder früher Erlebtes erzählt. Auch so kann ich ein Stück weit Menschen "kennenlernen". Zum Beispiel schaue ich mir Talksshows an und studiere die Verhaltensweisen der Menschen. In den Foren versuche ich auch in gewisser Weise, Menschen kennen zu lernen, ihre Gefühls- und Gedankenwelt zu erfassen. Für mich ist der Austausch hier oder in anderen Foren daher nicht nur zum Austausch über meine Krankheit wichtig, sondern bedeutet auch einen Kontakt von Mensch zu Mensch. Das Gute daran ist, ich selbst kann bestimmen, wann und wie weit dieser Kontakt geht.

Neue Liebe auf neuer Basis

Laurie

Als ich erkrankte war ich 35 Jahre alt, verheiratet und hatte eine 3jährige Tochter. Mein Ehememann machte sich bald aus dem Staub, die Belastung war ihm zu viel. Der Kontakt zu meiner Familie ist ebenfalls ganz zerbrochen, aber mir hat es gut getan. Nach meiner Verrentung verlor sich auch der Kontakt zu den ehemaligen Arbeitskollegen. Nach und nach ersetzte ich „schlechte" durch „gute" Bekannte und Freunde. Vor drei Jahren habe ich einen neuen Partner kennen gelernt. Damals wusste ich noch nicht, dass ich CFS/ME habe, aber schon sehr genau, dass ich krank war. Ich konnte mich besser bewegen und meine Schwäche war noch nicht ganz so ausgeprägt. Andererseits hatte ich damals noch weit mehr Infekte. Ihn hat es nicht abgeschreckt, dass ich krank war und bin. Vielleicht hat es geholfen, dass man die Krankheit nicht sieht. Oftmals ist dies ein Nachteil, wenn man jemandem sagen will, wie schlecht es einem geht. In diesem Fall war es wohl ein Pluspunkt. Wir haben uns verliebt und sind inzwischen verheiratet. Es gibt zwischen uns viel Ruhe, viele Gespräche, viel Lachen. Ich kann meine Krankheit besser annehmen und mich auch mal verwöhnen lassen. Die Angst teilen und auch mal über die Krankheit lachen. Auch meiner Tochter tut unsere Ehe gut. Sie kann Unsicherheiten oder auch Ärger mit meinem Mann besprechen und auch mal ein bisschen – gutmütig - lästern über die „Ewigkrankemutter." Meinem Mann tut es gut, dass ich viel Zeit für ihn habe und sehr genügsam bin. Ich habe meistens gute Laune, weil ich mich an den kleinen Dingen des Lebens erfreue. Das erdet ihn, und er lernt auch, wieder kleine Wunder im Alltag zu sehen.

Eingeknüpft und doch allein

Rosa

Ich habe eine Familie, Kind und Partner, die sich kümmern, trotzdem fühlte ich mich teilweise einsam und isoliert. Neue Kontakte zu knüpfen oder den Kontakt zu gesunden Menschen aus meinem Umfeld zu pflegen ist für mich sehr anstrengend geworden. Mein Lebenspartner und meine Familie hatten am Anfang der Erkrankung wenig Verständnis aufbringen können. Wir hatten öfters an eine Trennung gedacht. Mittlerweile haben wir uns arrangiert, mein Partner verdient das Geld für unsere kleine Familie allein, den Alltag mit Kindererziehung und Haushalt bewältige ich größtenteils, denn er ist beruflich oft unterwegs. Das Einkaufen nimmt er mir am Wochenende ab, weil ich das besonders anstrengend finde. Und da ist noch mein Studium, das ich trotz Erkrankung und Familie unbedingt noch abzuschließen versuche. Für meine Angehörigen und besonders für einige Personen aus dem sozialen Umfeld war die langjährige Erkrankung nahezu unverständlich und meine körperlichen und teilweise geistigen Einschränkungen nicht nachvollziehbar. Oft gab - und gibt es immer noch hin und wieder - Situationen, in denen ich deutlich Ungeduld und Verärgerung über meinen eingeschränkten Zustand spüren kann. Manchmal kamen dann pseudopsychologische Deutungen und Ratschläge, die ich nun gar nicht gebrauchen konnte. In solchen Momenten fühlte ich mich dann besonders einsam. Irgendwann hatte ich keine Kraft und keine Lust mehr, mich immer wieder zu erklären, zu entschuldigen, warum es jetzt gerade aber halt gar nicht geht. Ich mache immer wieder die Erfahrung, dass es für Gesunde nahezu unmöglich ist, sich einzufühlen und nachzuvollziehen, wie es einem an CFS/ME Erkrankten geht, u.a. weil die Behinderungen unsichtbar sind. Ich frage mich allerdings, ob ich es vor dem Ausbruch der Erkrankung verstanden hätte. Wahrscheinlich nicht.

Beziehungen im Leben mit CFS/ME

a. Beziehungen: Drehscheibe der Identität

Kein Mensch kann ohne seine Beziehungen gedacht werden. Menschen sind „soziale Tiere." Sie finden sich selbst im Kontext ihrer Beziehungen, seien diese nun Liebesbeziehungen, Familienbande, freundschaftliche oder berufliche Beziehungen, Beziehungen zu Nachbarn, Mitbewohnern oder Ladenangestellten der Umgebung, Ärzten, Lieferanten oder Kellnern im Café, oder seien es Meinungen zu Vorgängen in der Politik, das Verhältnis zu Parteien, der eigene Platz in der Gesellschaft. Wir haben eine Vorstellung davon, wer und wie wir sind durch unser Verhalten, unsere Rollen gegenüber anderen Menschen, in beruflichen oder freizeitbezogenen Verbänden, im Büro, im Sportverein, in der Familie und im Freundeskreis. Wir wissen, wir haben bestimmte Stärken und Schwächen und spezielle Eigenschaften in Bezug und im Vergleich zu anderen in unserem Umfeld. Wir brauchen und bekommen ständig Feedback aus dieser Umgebung von allen Menschen, die wir treffen. Manchmal ist es ein Blick, ein fast verborgenes Lächeln, die Interesse signalisieren, vielleicht Begehren, oder einfach nur stereotype Zustimmung, dass wir uns sozial normal verhalten haben, im Laden, im Betrieb, beim Arzt, im Bus, beim Tennis, bei der Massage. Manchmal ist es direktes Lob in beruflichen Zusammenhängen, vielleicht eine Beförderung, eine Gehaltserhöhung, die Überantwortung eines anspruchsvollen Projektes, in dem wir uns beweisen können, oder einfach nur, dass wir eingestellt werden in einen neuen Job. In der Familie wissen wir genau um unseren Platz, wir erfahren, wie Menschen uns vertrauen, was sie uns zutrauen durch ihre Erwartungen, ihre Enttäuschungen, ihren Zorn und ihre Sympathie. Beziehungen sind niemals statisch. Indem wir uns in ihnen bewegen und die ständigen Veränderungen als Spiegel in unseren Emotionen spüren, fühlen wir uns lebendig, am Leben,

in der Gemeinschaft, der Gesellschaft eingebunden, dazu gehörig - oder auch ausgestoßen. Wir registrieren jede Veränderung im Verhalten noch des unvertrautesten Nachbarn. Nicht immer sind wir sofort beunruhigt, aber untergründig läuft ein Film mit, der kontrolliert, ob im Durchschnitt noch alles so ist wie gewohnt. Menschen sind in einem ebenso feinen wie komplexen System darauf geeicht, als soziale Wesen zu funktionieren. Das passiert so automatisch, dass wir praktisch keine Aufmerksamkeit darauf richten müssen. Gibt es zu viele Abweichungen von dem, was wir als „richtig“ empfinden, so fangen wir an uns unwohl zu fühlen und beginnen mit der Analyse, was eigentlich los ist. Änderungen in dem, was wir tun, Änderungen in dem, wie wir sind, haben Auswirkungen auf unsere Beziehungen. Diese Auswirkungen sind oft komplex. Die Bewertung einer Verhaltensänderung ist oft dabei nicht weniger wichtig als das Verhalten selbst.
CFS/ME verändert das Verhalten, das Empfinden, viele Aspekte der Identität des Erkrankten. Die Betroffenen sind kraftlos, schnell erschöpft, haben oft Schmerzen, fühlen sich unwohl und sind davon oft niedergeschlagen und können sich schwer konzentrieren. Diese Veränderungen haben Auswirkungen auf die Beziehungen. Mehr noch als die Symptome selbst aber wirkt oft die Bewertung der Erkrankung durch das Umfeld auf die weitere Dynamik der Beziehungen und das Selbstverständnis der Kranken ein.

b. Die Wirkung von CFS/ME und seiner gesellschaftlichen Behandlung in/auf Beziehungen

CFS/ME wirkt vielfältig auf Beziehungen, - zunächst ganz simpel dadurch, dass die Betroffenen nicht mehr so mithalten können und sich zurück ziehen, entweder ganz und gar oder auch nur energetisch zurück nehmen in sozialen Situationen. Viele Aktivitäten kommen einfach nicht mehr in Betracht. Die Betroffenen verschwinden aus ihnen und damit für Teile ihres sozialen Netzes von der Bildfläche.

Jeder Mensch, dessen Leben durch die Krankheit auf den Kopf gestellt wird, reagiert unterschiedlich auf die Veränderungen. Jeder hofft jedoch trotz allem, dass die Freunde, Angehörigen und Ärzte den Zusammenhang schon begreifen und ihn/sie immer noch als dieselbe Person sehen. Bei alten Freunden und Verwandten ist das sicher noch am ehesten zu erwarten. Gerade ihrer würden die Kranken jetzt so dringend bedürfen, denn sie sind „die Hüter der Identität und der Vergangenheit." Eine Betroffene erzählte, sie bekam von einem Freund mal eine Karte mit einem Tänzerfoto und dem Spruch „Hey, Baby, erinnerst Du Dich noch, wie wir elastisch und knackfrisch den Rock'n Roll auf's Parkett legten?" Diese Karte zeigte, dass sie nicht vergessen war: ihre Persönlichkeit, ihre Vergangenheit: da war was, etwas, das zu ihrem Leben gehörte, und er konnte sich daran erinnern. So etwas ist Gold wert!

Unglücklicherweise gehen meist gerade die Freundschaften als erste verloren, die auf all den Fähigkeiten und Charaktereigenschaften basierten, die die Kranken jetzt eingebüßt haben. Wer gern sportlichen Aktivitäten nachging, auf Partys, sich über gemeinsame Aktivitäten außerhalb des Hauses Kontakte suchte und erhielt, kann nun diese Aktivitäten nicht mehr ausüben und taucht einfach nicht mehr auf. Bei Nachfragen sagt man aus Scham und in der Hoffnung, dass die Krankheit bald wieder vorüber ist, möglicherweise einfach nur: „Ich fühle mich nicht so gut." Und nach einiger Zeit verliert sich der Kontakt. Wer Freunde durch politische oder soziale Gruppen gefunden und aufrecht erhalten hatte, zieht sich aus diesen nun zurück. Diese Dinge sind nun zu anstrengend geworden. Die Arbeitskollegen fragen nach der Arbeit: „Kommst du noch mit auf ein Bier?" Dafür ist man nun zu erschöpft. „Erschöpft sind wir doch alle," versuchen noch einige einen mitzureißen. Die Erklärung dringt einfach nicht durch und wird als soziales Desinteresse missverstanden.

Auch enge Freunde vermissen zunehmend den alten Unternehmungsgeist: kein gemeinsamer Ski–Urlaub, keine gemeinsamen Radtouren

oder Wanderungen mehr. Selbst ein gemeinsames Essen ist nicht mehr so unterhaltsam wie früher. „Irgendwie weiß ich gar nicht mehr, was ich von dir erwarte und warum ich noch herkomme,“ sagt eine Freundin frustriert. Sie empfindet selbst einen Verlust und ist einfach aufrichtig. Mit der Zeit sieht man sich seltener. Es kommen einfach bei den anderen immer häufiger Dinge dazwischen. Und selbst ist man vielleicht eine Weile auch froh, mehr in Ruhe gelassen zu werden. Doch die Ruhe wird allmählich zur Grabesruhe.
Und schließlich nützen alle Ruhephasen in der Freizeit nichts mehr: der Beruf fällt ebenfalls weg, und damit ein weiteres Feld, das Identität spendete und viele Kontakte einschließt, die nach dem Abschied von der Arbeit nach und nach ebenfalls wegbröckeln. Man verliert sich aus den Augen.
Neue Freunde zu finden ist jetzt schwer, und sie sehen die Kranken genau so, wie sie jetzt sind: eben durch die Krankheit behindert, verändert, entstellt. Doch sie nehmen das nicht als Entstellung wahr sondern als deren Persönlichkeit, als wären sie niemals anders gewesen.

Doch auch die Sicht auf den Charakter der Erkrankung, die Einstellung zu Krankheit oder Normabweichungen generell und andere Faktoren wirken in die bestehenden Beziehungen hinein. Besonders schwierig erweist sich in der Praxis, dass die Kranken nicht nur zunehmend weniger leisten können und die Krankheit sie ihrer bisherigen Fähigkeiten und auch menschlichen Qualitäten in vieler Hinsicht beraubt, sondern dass diese Einbußen durch eine unzutreffende Sicht auf die Krankheit fälschlich als psychisch bedingt und damit oft als quasi „willkürlich“ oder vom Patienten steuerbar betrachtet werden, was zusätzlich Aggressionen und Konflikte herauf beschwört.

„Weil CFIDS (= Synonym für CFS/ME)[46] eine chronische Erkrankung ist, belastet sie jeden, der damit zu tun hat, nicht nur den Patienten selbst. Die häufigste Form von Wut, die ich sehe, ist die Wut, die aus Enttäuschungen und Verlusten erwächst, die mit zwischenmenschlichen Beziehungen zusammenhängen." erklärt Renee Taylor in dem Artikel „Umgang mit Wut und Ärger" von Marcia Harmon.[47]

Viele Geschichten zeigen das Leiden der Betroffenen unter der Nicht-Akzeptanz von CFS/ME, dem Umstand, dass ihnen von nahen Angehörigen und Freunden ihre körperliche Behinderung, ihre Schmerzen und die Qual ihrer Symptome nicht geglaubt werden. Dieser Unglaube entspringt ganz simpel der Tatsache, dass viele Hausärzte und Fachärzte dem Krankheitsbild wenig Beachtung schenken und die Patienten keine eindeutige Diagnose erhalten, die ihre Symptome physisch erklärt. Die Erfahrung, dass ihr Zustand nicht richtig erkannt wird, erzeugt zunächst ein verstärktes Bedürfnis der Kranken über ihre Behinderung, ihre körperlichen Symptome zu reden. Genau das aber wird von Freunden und Angehörigen oft als sehr quälend und aufdringlich empfunden. „Andere Kranke reden da auch nicht ständig drüber". Der Zusammenhang, dass das Kapitel, wie schwer krank man nun ist, ja nicht wirklich abgeschlossen und geklärt ist, wird oft nicht richtig verstanden. Das nun umso verzweifelter vorgebrachte Leiden des Betroffenen wird umso mehr abgewehrt, je mehr er versucht sich verständlich zu machen. Oftmals geht es dabei beiden Seiten um den Versuch, die alte Nähe und Vertrautheit aufrecht zu halten oder wieder herzustellen. Für den Kranken bestünde dies darin, dass der Gesunde weiß, wie er sich fühlt und wie schlimm es wirklich ist, auch wenn der Arzt das nicht attestiert hat, - für den Gesunden hingegen im Gegenteil darin, dass er versucht, den Freund oder Partner so zu sehen wie früher: eben ohne Symptome, und damit ihm/ihr näher.
Im Ergebnis lautet dabei die Devise des gesunden Freundes oder Partners: „Ich habe keine Vorurteile und mag/liebe dich immer noch, aber bitte funktioniere so weiter wie vor der Erkrankung und rede nicht über sie."
Da die Krankheit unsichtbar ist und in kurzen sozialen Situationen Normalität oft noch simuliert werden kann, führt der Versuch des Kranken, sich schließlich danach zu richten, jedoch unwillkürlich zu

der Vorstellung beim Freund, die Krankheit sei verschwunden oder eingebildet und bestätigt umgehend die Vorstellung, CFS/ME existiere nur im Kopf. Die gesellschaftliche Vorstellung von der Krankheit produziert also in der von ihr erzeugten Dynamik die Bestätigung der falschen Annahmen über sie in privaten Erfahrungen und nimmt Einfluss auf Konflikte, die nicht nur Gründe im Erkrankten haben sondern auch in den Ängsten und Vermeidungsstrategien der Anderen gegenüber Unglücksfällen oder Normabweichungen, Krankheitsbetroffenen in ihrem Umfeld. Die Verständigung wird praktisch unmöglich, wenn Freunde und Bekannte nicht die Bereitschaft dazu signalisieren. Für sie bleibt die Illusion, dass praktisch alles noch so sei „wie früher", und der Kranke möchte ja auch selbst, dass er/sie immer noch als dieselbe Person gesehen wird. Auch wenn er/sie darunter leidet, sich nicht verständlich machen zu können, ist die Aufrechterhaltung dieser Illusion daher irgendwie auch willkommen.
Das funktioniert aber nur genau so weit, wie sich die Kranken aus der Situation zurück ziehen können, sobald sie an ihre Belastungsgrenze stoßen, um sich anschließend unsichtbar zuhause zu regenerieren und mit ihrem körperlichen und seelischen Schmerz allein umzugehen.
Wie ein Bumerang kommen die mühsam aufrecht erhaltenen Illusionen hingegen als böses Erwachen zurück, wenn die Beziehung enger ist oder wird, sodass Erwartungen und Forderungen im Spiel sind oder auftauchen, die mit den krankheitsbedingten Behinderungen nicht vereinbar sind.

Partnerschaft und Familie

Genau das ist in Partnerschaft und/oder Familie der Fall. In dieser Situation zunehmender Isolation, in der viel Trauer über all diese Verluste und viel Ungewissheit für die Zukunft die Gefühle der Kranken belasten, rücken Partnerschaft und Familie umso mehr in den Fokus und bilden zunehmend das komplette Lebens- und Beziehungsumfeld der Kranken. Dieses Umfeld soll nun alles auffangen. Aber Partner und Angehörige erleiden selbst Verluste und müssen möglicherweise auch mehr praktische Arbeiten übernehmen als zuvor. Keine leichte Situation für alle Beteiligten.

Alte Fragen und Konflikte, auch ganz schlicht Aufgabenverteilungen müssen völlig neu überdacht und geordnet werden: Wer ist für wen und inwieweit da? Welche Aktivität im Haushalt oder nach außen ist unerlässlich, welches Hobby, welche täglichen Pflichten dürfen oder sollen wann wessen Energie verbrauchen?

Diese im Normalfall einer Beziehung von Partnern, die kräftemäßig auf Augenhöhe sind, vergleichsweise einfachen Klärungsprozesse werden für den Kranken leicht zu einer schwer erträglichen Bedrohung, die bis ins Existentielle gehen kann, wenn seine Behinderung vom Partner nicht wirklich verstanden wird.

Besonders in Partnerschaften mit einem hohen Abhängigkeitsgrad besteht die Gefahr, dass jede auf Genuss, Vergnügen oder andere autonome Ziele gerichtete Handlung - welcher Art auch immer - plötzlich als „Energieverschwendung" des Kranken geahndet wird und er zunehmend in Rechtfertigungszwang gerät.

Was für den Gesunden als Selbstschutz gerechtfertigt erscheinen mag, kann andererseits für den Kranken aufgrund seines extrem reduzierten Lebens- und Energiespielraums das Abschneiden der letzten verbleibenden Ressourcen bedeuten, die ihn überhaupt noch am Leben festhalten lassen. Niemand kann ganz ohne Glück, ohne ein Minimum an Vergnügen und egoistischen Handlungen, ohne ein Mindestmaß an autonomer Selbstbestimmung seelisch atmen. Ein in einer symptomfreien Stunde, einem dankbar genossenen „Symptomfenster" frei ausgelebter Glücksmoment, dem anderen freudig mitgeteilt, kann beim Partner oder Angehörigen u.U. schon Unmut auslösen darüber, dass dafür etwa basale Arbeiten liegen gelassen wurden oder er sich persönlich z.B. seelisch nicht genügend unterstützt gefühlt hat.

Und prompt kommen die gesellschaftlichen Verdachtsmomente gegen die Krankheit wieder ins Spiel:
Wird diese Aktivität oder Haltung jener vorgezogen aufgrund eines psychischen Problems? Sind Symptome und Empfindlichkeiten vielleicht überwindbare, auf Egoismus oder Gewohnheit beruhende Überempfindlichkeiten? Was darf ich berechtigterweise trotz Krankheit erwarten?
Als Subtext läuft - meist unausgesprochen - mit: „Bist du wirklich körperlich (so) krank? Geht es wirklich nicht anders?“

Solche Fragen können die Betroffenen in schwere Erklärungsnot und ein Gefühl verzweifelter Sprachlosigkeit bringen, wenn sie keine klaren Nachweise für ihre physische Behinderung vorweisen können. Es ist zweifellos unverzichtbar, sich auch trotz einer körperlichen Erkrankung weiterhin mit seelischen Belangen alter oder neuer Art zu befassen und offen über diese sprechen zu dürfen. Dabei ist jedoch die Unterscheidung wichtig: wird die vorhandene körperliche Erkrankung überhaupt gesehen? Werden ihre Konsequenzen verstanden oder zumindest geglaubt? Und auch: wer ist wann berechtigt, die Psyche eines Menschen zu explorieren? Dürfen sich Partner dazu verleiten lassen, als selbsternannte „Laientherapeuten“ den Partner unter Druck zu setzen, selbst wenn es in der Hoffnung geschieht, dadurch psychische „Blockaden“ zu überwinden oder anderweitig dem Partner psychisch „auf die Sprünge“ zu helfen und die Beziehung dadurch zu „retten“? Die gesellschaftlichen Zweifel an CFS/ME–Kranken finden leicht ihr Pendant in den Forderungen der Partner, bestimmte Verhaltensweisen, die auf CFS/ME-Symptomen beruhen, zu „hinterfragen“, zu „überwinden“, und psychisch an sich zu „arbeiten“ in einem Sinne von Überwindung von „Blockaden“, oder „Inszenierungen“ aufzugeben, die in Wahrheit gar nicht vorhanden sind.
Auch wenn in gewissen Phasen der Bewältigung der neuen Situation Unsicherheiten unvermeidlich sind, die verständlicherweise auch Partner aneinander zweifeln lassen, gibt es dafür m.E. eine Grenze,

die erkannt werden muss. Wenn psychische Faktoren unterstellt werden mit der Wirkung, dass die Entscheidungen und Aussagen des Kranken unterminiert werden und seine Selbstbestimmung oder Glaubwürdigkeit ernstlich infrage gestellt werden, so kann dies eine schleichende Entmündigung zur Folge haben, welche den Betroffenen seiner Würde und seiner Handlungsspielräume beraubt. Spielt sich ein solcher Umgang in einer Paarbeziehung ein, geht dies zwangsläufig auf Kosten von wechselseitigem Vertrauen und Respekt, der unverzichtbaren Basis jeder Liebesbeziehung.
Glücklicherweise gelingt es einem großen Teil von Paaren, die anfängliche Phase von Misstrauen und Skepsis zu überwinden. In einer Studie zur Lebensqualität von CFS/ME-Betroffenen, an der 66 Betroffene teilnahmen[48], gaben 32% der Betroffenen an, sich gut unterstützt und verstanden zu fühlen, nachdem ihr Partner sein/ihr anfängliches Misstrauen überwunden hatte. In einer kleineren Studie an 15 Betroffenen zur Alltagsbewältigung von CFS/ME gaben die Teilnehmer sogar ganz überwiegend an, dass die Partnerschaft sich positiv entwickelt habe und dies ganz im Gegensatz zur Situation im sonstigen Familien-, Freundes- und Bekanntenkreis stehe, wo sie sich durchweg nicht verstanden fühlten.[49] Demgegenüber beklagten in der Telefonstudie immerhin 20% anhaltende Probleme in der Partnerschaft. Zu diesen Problemen gehörten das Gefühl, trotz Zusammenlebens isoliert zu sein, ständig unter Rechtfertigungszwang zu stehen und unter einer aggressiven Atmosphäre in der Familie zu leiden. 11% sprachen von einer zerrütteten Partnerschaft.[50]

Die Situation der Angehörigen

Hier kommen wir zugleich aber auch zur „anderen Seite des Sofas", der Situation aus der Sicht der Angehörigen, besonders Partnern von CFS/ME-Betroffenen. Die Verluste und Belastungen von Partnern chronisch kranker Menschen werden insgesamt bislang nicht genug gesehen und gewürdigt. In den USA ist dieser Prozess der Bewusstwerdung schon weiter voran geschritten. Dort gibt es zunehmend z.B. auch Selbsthilfegruppen für Angehörige von chronisch kranken Menschen. In Deutschland sind wir davon noch weit entfernt. Dennoch dringt dieses Thema auch in der Literatur langsam zu uns vor.

Werner Zenker beschreibt in seinem Buch „Aber an mich denkt keiner“[51] anschaulich die Situation und spezifische Problemlage von Angehörigen chronisch kranker Menschen. Diese Problemlage und ihre psychischen und praktischen Folgen sind durchaus als eigenständig anzusehen.

Partner von CFS/ME-Patienten teilen diese spezielle Lage. Besonders hervor zu heben ist, wie Zenker sehr nachvollziehbar beschreibt, dass auch Angehörige einen eigenständigen Trauerprozeß durchlaufen mit den bekannten Trauerphasen: Verleugnung, Wut, Verhandeln, Depression und schließlich Akzeptanz.[52] Die Verluste, die die Partner betrauern, sind vielfältig, jedoch sind damit nicht dieselben Verluste gemeint, die die Kranken selbst erleiden, und sie können zwar, müssen aber zeitlich nicht in ihrem Ablauf parallel zur Trauer der Kranken verlaufen.

Sowohl die Kranken als auch die Angehörigen können von ihrem Umfeld und gesellschaftlichen Einflüssen im Ablauf ihrer Trauerphasen unterstützt oder auch blockiert werden. Die derzeitige Wertung von CFS/ME in der Gesellschaft führt allerdings bei beiden besonders leicht zu Komplikationen und Blockaden. Es ist sicher leicht nachzuvollziehen, dass das Stadium der Verleugnung von einem Umfeld, das die Krankheit als quasi eingebildet ansieht, für eine sehr lange Zeit unterstützt bzw. aufrecht erhalten werden kann. Wird die Verleugnung schließlich überwunden, weil sich die schlimmen Auswirkungen der Krankheit einfach nicht auf Dauer übersehen lassen, wenn man tagtäglich damit konfrontiert wird, so gilt dasselbe im Anschluss für das Stadium der Wut. Die Betroffenen werden verletzt, stigmatisiert und an vielen für sie bedeutsamen Orten und von für sie wichtigen

Personen abgelehnt. Bei Ärzten, Behörden, Freunden sogar. Dasselbe erfahren in abgewandelter Form Partner der Erkrankten. Nicht zuletzt aber wendet sich die Wut der Partner auch allzu leicht gegen einander.

Von Seiten des gesunden Partners in Form z.B. von Misstrauen: „Versteckst du dich hinter deinen Symptomen? Bist du nicht ehrlich zu mir?"

Eine unsichtbare Krankheit bietet unzählige Anlässe für Misstrauen aller Art. Ist auch der Kranke gerade in der Phase der Wut, so macht das die Lage natürlich nicht leichter. Jeder noch so kleine Vorwurf kann den Kranken in wahre Rage bringen und ihn an Gott und der Welt zweifeln lassen.

Vielleicht erscheint ihm plötzlich der Partner überhaupt als der Grund allen Übels: „Ohne dich wäre ich niemals krank geworden! Ohne dich würde es mir viel besser gehen! Ständig hast du überzogene unrealistische Erwartungen an mich!"

Natürlich haben Partner Erwartungen aneinander, und im Falle eines quälenden Zustands chronischer Schmerzen, Erschöpfung und permanenter Überforderungsgefühle, weil einfach alles zu anstrengend ist, gerät jede Erwartungshaltung schnell in den Verdacht, Verschlechterungen auszulösen. Tatsächlich lässt es sich nicht vermeiden, dass es zu solchen Verschlechterungen auch wirklich kommt, besonders wenn der Kranke für sich selbst noch nicht heraus gefunden hat, wo seine Belastungsgrenzen liegen oder sich sicher abzugrenzen, wenn er zu etwas nicht bereit ist, weil es ihm gesundheitlich schaden würde. Die Phasen der Verleugnung und der Wut sind für die Beziehung sicherlich am belastendsten und können so tiefe Verletzungen schlagen, dass die Beziehung daran zerbricht. Umso schlimmer, dass diese Phasen durch das Umfeld am längsten aufrecht erhalten werden.

Selbst wenn die Trauerphasen auf beiden Seiten der Partner irgendwie durchschifft und überstanden werden, wartet nicht dasselbe Leben am anderen Ende des Tunnels wie vorher. Das ist ja auch der Sinn des

Prozesses, damit klar zu kommen. Das Leben mit einem kranken Angehörigen erfordert also die Bereitschaft, Verluste und Belastungen auf sich zu nehmen und auf einige Träume zu verzichten, wie auch immer dieses Leben im Einzelnen schließlich geordnet wird und wie auch immer die Aufgabenverteilung und vereinbarten Freiheitsräume konkret schließlich gestaltet werden mögen.
Hieraus ergibt sich ein weiterer wichtiger Grund für mögliches Zerbrechen der Beziehungen durch die simple Tatsache, dass aus der Perspektive des gesunden Partners die Verluste und Belastungen, die die Krankheit seines Partners für sein Leben bedeuten, für ihn nicht unausweichlich sind. Im Gegensatz zum Kranken gibt es für ihn die Möglichkeit, ein Leben ohne diese Dinge zu führen: mit einem anderen Partner. Diese Option wird insbesondere jungen Menschen, die noch nicht so lange mit ihrem Partner zusammen sind und weder durch materielle Abhängigkeiten noch durch gemeinsame Kinder oder ein langes, vertrautes, zusammen gewachsenes Leben miteinander verbunden sind, sehr schnell vor Augen stehen und auch am häufigsten als Ausweg ergriffen.
Aber auch dem kranken Partner kann es als Bedrohung und zusätzlicher Verlust an Spielraum erscheinen, die Beziehung weiter aufrecht zu erhalten. Die Überzeugungsarbeit des Partners, dass die Krankheit wirklich vorliegt und wie seine neuen Möglichkeiten ganz konkret nun aussehen, kann sehr Energie raubend sein, und allein zu leben kann ein höheres Maß an Selbstbestimmtheit versprechen, wenn er sich nicht ständig gegenüber Forderungen und Erwartungen abgrenzen muss und Vorwürfe bezüglich seines Verhaltens die Lebensfreude zusätzlich schwinden lassen.
Möglicherweise öffnet die neue Situation durch die Krankheit dem Betroffenen auch die Augen über den wahren Charakter des Partners und die Beziehung entlarvt sich als ein sehr oberflächliches Netzwerk von gemeinsamen Vergnügungen ohne tiefer gehende Gefühle für einander.

Hilfreiche Strategien für eine Partnerschaft trotz Krankheit

Trotz aller Probleme gibt es jedoch, wie oben bereits erwähnt, und das scheint mir wichtig, Beziehungen, die diese Herausforderung annehmen und den Belastungen stand halten, den Prozess zu einer Neuordnung der Beziehung nutzen und auch weiterhin eine erfüllte Partnerschaft erleben.

Werner Zenker kennzeichnet das Ziel eines solchen Umorientierungsprozesses des Partners eines chronisch kranken Menschen als „die Bereitschaft, den kranken Partner zu unterstützen, ohne sich selbst aufzugeben, und die Fähigkeit, ihm zu helfen, ohne dabei auszubrennen."[53] Als hilfreich charakterisiert er hierbei das Überwinden von symbiotischen Klammerbeziehungen zugunsten einer Haltung liebevoller Distanz.[54]

Das bedeutet vor allem: Jeder der beiden Partner muss seine eigene Trauer verarbeiten und Verantwortung für sich selbst übernehmen. Jeder behält auch das Recht, eigene Fehler zu machen.

Dabei ist es unverzichtbar, dass der gesunde Partner sich bezüglich seiner Verluste und psychischen Belastungen schwerpunktmäßig nicht bei seinem kranken Partner „entlastet" sondern hierfür eigene Vertraute, eventuell auch professionelle Hilfe sucht, sowie wenn irgend möglich Unterstützung im Selbsthilfebereich wahrnimmt.[55] Idealerweise käme für letzteres eine Angehörigengruppe in Betracht. Auch der kranke Partner bleibt im Rahmen seiner Möglichkeiten für sich selbst verantwortlich. Dabei ist klar, dass er/sie je nach Schwere der Erkrankung bzw. daraus resultierenden Behinderung auch Unterstützung durch seinen/ihren Partner benötigt. Diese Unterstützung schließt auch ein gewisses Maß an emotionaler Unterstützung mit ein. Auch der kranke Partner kann seine Eigenverantwortung und Unabhängigkeit vom gesunden Partner jedoch erheblich stärken und zugleich den gesunden Partner wesentlich entlasten, wenn er sich möglichst breit gefächerte Unterstützungsnetze sucht und organisiert, auch

professioneller Natur, wenn irgend in geeigneter Form möglich, und auch durch den Austausch mit Gleichbetroffenen in Selbsthilfevereinigungen. Diese breit gefächerte Unterstützung bietet Betroffenen am ehesten die Chance, ihre eigene Trauer zu überwinden und die eigene Situation auf einer neuen Basis neu zu ordnen. Sie können lernen, sich selbst und anderen selbstbestimmt realistische Grenzen zu setzen und Wünsche und erreichbare Nahziele neu zu formulieren, die es möglich machen, eine neue Zufriedenheit zu erreichen und das Leben wieder annehmen zu können. Wenn dies gelingt, bedeutet das für den gesunden Partner perspektivisch, es nicht mit einem chronisch verbitterten Menschen zu tun zu haben, der ständig mit seinem Schicksal hadert, sondern ein Gegenüber zu haben, das wieder Glück und damit auch gemeinsames Glück finden und erleben kann.
Verglichen mit Betroffenen von anderen, besser bekannten und anerkannten chronischen Krankheiten ist das für CFS/ME–Patienten oft extrem schwer. Das macht sicher eine besondere Belastung und Unwägbarkeit für Partnerschaften von und mit CFS/ME-Patienten aus.

Auch im Freundeskreis und weiteren Umfeld gehen, wie oben beschrieben, viele Beziehungen verloren. Doch ist es nicht um jede Beziehung wirklich dauerhaft schade, und in der ersten Krankheitsphase erfolgt nicht selten beim Kranken auch eine Phase der Bereinigung, nach der nur diejenigen noch weiter als für das eigene Leben von Bedeutung angesehen werden, die ihn unabhängig von rein oberflächlichen Gemeinsamkeiten weiterhin bereichern und berühren. Meistens handelt es sich bei diesen Erfahrungen um wechselseitig empfundene Freude und eine starke innere Verbundenheit. Diese Beziehungen haben, ob Partnerschaft oder Freundeskreis, immer die größten Chancen, gemeinsam auch in der Phase der Krankheit weiter mit Leben erfüllt zu werden.

Ins Leben zurück – meine Lektion in Unterscheiden
Unterscheiden zwischen
Körper und Seele,
Unterscheiden zwischen
der Krankheit und mir,
Unterscheiden zwischen
positiv und konstruktiv,
Ursache und Wirkung,
Freunden und Fremdgewordenen,
wesentlich und unwesentlich,
Leben und Überleben,
Hoffnung und Heilung.
Unterscheiden zwischen
inzwischen und immer noch,
Unterscheiden zwischen
Nichts und ich bin
immer noch
jetzt
wer?

Luca

6. Kapitel: Psychotherapie und CFS/ME

Schutz und Wandel

Laurie

Ich habe wegen des CFS/ME eine Psychoanalyse gemacht. Mein damaliger Arbeitgeber hatte dies zur Auflage gemacht, da meine Rentendiagnose etwas schwammig war.

Für mich erwies sich das als Segen. Meine Therapeutin hat mir Kraft gegeben, die Krankheit zu ertragen ohne durchzudrehen vor Angst. Ich wußte ja lange nicht, was ich habe, und es standen einige sehr unschöne Verdachtsdiagnosen im Raum. Ich war lange Jahre allein mit meiner Tochter und konnte ihr nie so gerecht werden, wie ich es gerne gewollt hätte. Mein damaliger Mann verließ uns, als es mir einfach nicht besser ging. Meine Familie glaubte mir nicht und half mir nicht. Das alles belastete mich zu meinem Gesundheitszustand sehr. Ohne therapeutische Unterstützung wäre es wohl noch viel schwerer geworden.

Ich begann, statt meiner Defizite meine Leistungen zu sehen. Ich erlebte, wie meine Tochter sich trotz allem zu einem fröhlichen, sensiblen und intelligenten Mädchen entwickelte. Ich entwickelte langsam ein anderes Selbstwertgefühl.

Ich kann zwar nicht mehr arbeiten, aber ich habe Zeit, genau hinzusehen und zuzuhören. Ich gehe nicht mehr tanzen, aber ich sitze im Park auf einer Bank und beobachte alles um mich herum.

Psychotherapie als Unterstützung bei CFS/ME

Rosa

Ich hatte vor einigen Jahren eine psychotherapeutische Behandlung begonnen, da ich mir dabei Unterstützung bei der Trauerarbeit über den Verlust der Lebensqualität und meiner Leistungsfähigkeit erhofft hatte. Mich plagten Schuldgefühle, dass ich den Bedürfnissen meines Kindes und meines Partners nicht gerecht werden konnte, die meinen Zustand zudem nicht verstanden. Da keine psychischen Ursachen für die Erkrankung zu Grunde lagen, sollte dann auch keine analytische sondern eine stützende Therapie begonnen werden, um das Selbstwertgefühl zu verbessern. Vor Ausbruch der Krankheit war ich aktiv und selbstständig. Dass ich infolge meiner Erkrankung einen großen Teil meiner Selbständigkeit aufgeben musste und in unerwünschte Abhängigkeiten geriet, war nicht einfach zu verarbeiten. Ich konnte und wollte nicht akzeptieren, dass ich durch CFS/ME so stark eingeschränkt wurde. Ich wartete auf Phasen der Besserung, in denen ich versuchte, alles nachzuholen, was ich vorher in den Phasen größter Erschöpfung und Schmerzen nicht erledigen konnte und nicht geschafft hatte. Dies führte jedoch unweigerlich zu einem erneuten körperlichen Zusammenbruch. Allmählich hatte ich mir während des langjährigen Krankheitsverlaufs eine Strategie angeeignet, bei der ich allzu große Anstrengungen mied und ausreichend Ruhephasen einlegen konnte, sodass mein Gesundheitszustand und damit auch mein Leistungsniveau zwar sehr niedrig aber einigermaßen stabil blieben. Der Ansatz der Psychotherapie war zu Beginn auch nicht unbedingt schlecht. Während dieser stabilen Phase, als es mir körperlich relativ gut ging, hatte ich den Eindruck, dass die Therapeutin intensiv in alle Richtungen „pushte“. Sie lehnte meine „Vermeidungsstrategien“ ab und motivierte mich, neue soziale Beziehungen einzugehen, eine Stelle anzunehmen, um meine (soziale und finanzielle) Unabhängigkeit wieder zu erlangen. Sicher führte das zwar zu einer deutlichen Entlastung der etwas angespannten finanziellen Lage, letztendlich auch der durch meine Krankheit belasteten Partnerschaft. Ich hoffte und wünschte mir ja eine Rückkehr in ein aktiveres Leben, aber die körperlichen Anstrengungen durch Hausarbeit, Kindererziehung, Studium, Job und der Verabredungen mit Bekannten und Freunden waren so hoch, dass ich sie nicht dauerhaft bewältigen konnte. Nach einer Virusinfektion bekam ich einen Rückfall, von dem ich mich noch immer nicht erholt habe. Letztendlich hat der Versuch einer psychotherapeutischen Unterstützung nicht den erhofften Erfolg gehabt, im Gegenteil. Aus meiner Erfahrung heraus würde ich sagen, dass eine Behandlung, die ausschließlich versucht, durch welche Methoden auch immer, das Leistungsniveau des Patienten permanent zu steigern, eher zu einer dauerhaften Verschlechterung des Gesundheitszustands führen kann. Hilfreich könnte für mich z.B.der Versuch sein, während einer psychotherapeutischen Behandlung sinnvolle Anpassungsstrategien und Techniken des Krankheitsmanagements zu erlernen, wobei der Therapeut mögliche Erfolge und Misserfolge unterstützend begleiten könnte. Mein persönliches Ziel wäre es, dadurch dauerhaft an Lebensqualität zu gewinnen und möglicherweise langfristig mein Energieniveau steigern zu können.

Nach meiner Erfahrung betrifft die Auswirkung der Erkrankung oft auch die Angehörigen und das unmittelbare soziale Umfeld mehr oder weniger stark. Ich hatte immer wieder erlebt, dass in den Phasen, in denen es mir besonders schlecht ging, sich auch jedes Mal mein Partner zurück zog, was mich anfangs sehr schmerzte. Ich brauchte sehr lange, um zu verstehen, dass dieses Verhalten nichts mit mir persönlich zu tun hatte, sondern er aus Unsicherheit und aus Angst wegen einer plötzlichen und für ihn unerklärlichen Verschlechterung meines Gesundheitszustands so reagierte. Die Chance, dass sich etwas bessert, ist wahrscheinlich auch dort am größten, wo das von allen Beteiligten verinnerlicht wird und wo man sich um eine gute

Kommunikationssituation bemüht. Die professionelle Therapie könnte hier ansetzen und anstreben, dass die Familie verstärkt in eine therapeutische Beratung mit einbezogen wird. Damals hatte mein Arzt, der CFS diagnostiziert hatte, mit meinen Eltern und meinem Partner gesprochen. Das habe ich als sehr hilfreich empfunden, aber wahrscheinlich reicht ein einmaliges Gespräch nicht immer aus.

Psychotherapie bei CFS/ME

Ein schwieriges und vielschichtiges Kapitel ist das Verhältnis zwischen CFS/ME-Betroffenen und Psychotherapie. Auf der einen Seite sind die Patienten durch die Situation psychisch extrem belastet und sehnen sich oft nach professioneller Unterstützung. Auf der anderen Seite befürchten sie gerade von Psychotherapeuten am wenigsten verstanden zu werden.
Kat Duff, Autorin des Artikels „Soziale Auswirkungen chronischer Erkrankungen“[56], macht kein Geheimnis aus der fortgesetzten Katastrophe, die CFS/ME und insbesondere die Umgebung der Betroffenen, die die Krankheit und ihre Folgen konsequent verleugnet und die Kranken stigmatisiert, für die Betroffenen darstellt. Eine Patientin berichtet von ihrem endlosen Zirkulieren durch die Trauerphasen, die Elisabeth Kübler-Ross[57] beschrieben hat:
"Da ist die Wut, die Verleugnung, das Verhandeln, - die Akzeptanz, - und - Bäng - plötzlich bist du wieder zurück im Zorn."[58]
Und Kat Duff kommentiert: "Diese Zyklen können im Laufe eines Tages auftreten oder sich über Monate hinziehen, aber jeder neue Zyklus trifft einen so hart wie die bisherigen, genau wie ein zweiter oder dritter Tod nicht leichter ist als der erste."[59]
Auch Patricia Fennell, die eine Kartierung der CFS/ME-Erfahrung in einem 4-Phasenmodell vornimmt, bezieht sich auf dieses Phänomen:

„Die üblichen psychologischen Behandlungsmodelle für Verlusterfahrungen sind unzureichend angesichts der immer wieder kehrenden Verluste bei CFIDS."[60] Und sie schließt an: „(...) Auch die Familie des Erkrankten, Freunde und Unterstützer leiden unter den körperlichen und emotionalen Achterbahnfahrten, die alle am System Teilhabenden verärgern und oft hoffnungslos zurücklassen."[61]

Eine andere von Kat Duff interviewte Patientin erzählt über die Hoffnung: „So bald ich anfange mich besser zu fühlen, denke ich sofort, CFS/ME ist überwunden. Ich denke, es geht mir gut ... Dann bin ich so überrascht, wenn ich wieder krank werde."[62] Damit allein zurecht zu kommen ist nicht leicht, für viele eine Überforderung.

„Unsere Experten sind sich darin einig, dass sich jeder, der an CFIDS[63] leidet, überlegen sollte, ob er nicht einen approbierten Psychologen oder Therapeuten aufsucht. Selbst für den seelisch stabilsten und gesündesten Menschen ist es eine extreme Erfahrung, chronisch krank zu sein. Unsere Kultur ist hier nicht sehr hilfreich, weil Menschen mit einer Krankheit nicht wertgeschätzt werden."[64] schreibt Marcia Harmon in ihrem Artikel für das CFIDS Chronicle[65], für den sie 4 Psychologen interviewt hat, die alle sehr viel Erfahrung in der Behandlung von Menschen mit CFS/ME haben.[66]

Blockierte Trauer

Besonders kompliziert sind zudem Trauerprozesse für die Betroffenen, da verschiedene Stadien der Trauer mit den Reaktionen der Umwelt ungünstig interferieren.
Das erste Stadium der Trauer ist Verleugnung. Diese Phase wird von der gesellschaftlichen Auffassung, CFS/ME existiere in Wahrheit

nicht, unterstützt und somit so lange wie möglich vom Patienten aufrecht erhalten.
Die zweite Phase der Trauer ist Wut. Auch diese Reaktion wird durch das Umfeld durch die ständige Erfahrung von Ablehnung verlängert und intensiviert. Sie kann ebenso wie die verlängerte Verleugnung zu weiteren Zustandsverschlimmerungen bei den Betroffenen führen, und zu größeren Auseinandersetzungen zwischen ihnen und ihren Angehörigen, die ebenfalls Wut erleben und diese Wut mitunter gegen die Erkrankten wenden, besonders wenn diese gerade selbst von ihrer Wut überwältigt werden. So werden aus Quellen der Unterstützung leicht Schlangengruben gegenseitiger Bezichtigung.
Die Trauerphase in dieser völlig isolierten, aus der gesellschaftlichen Realität ausgegrenzten Situation erzeugt zusätzlich große Wut, welche aus Angst, noch mehr als vorher abgelehnt zu werden, jedoch auch häufig von den Patienten gegen sich selbst gelenkt wird. Berichten nach ist Suizid die häufigste Todesart von CFS/ME–Patienten.[67] Doch auch wenn die Krise nicht zum Tode führt, kann sie bleibende zusätzliche Schäden hinterlassen.

Wut und Ärger: Quellen und Lösungen

Marcia Harmons Artikel ist v.a. dem Umgang mit Wut und Ärger gewidmet, da, wie sie betont, es bei CFS/ME einerseits sehr viele Auslöser für Wut und Ärger gibt[68], andererseits gerade diese Gefühle häufig zu Rückfällen, Symptomverstärkungen und zu Komplikationen in den Beziehungen und im eigenen sozialen Netz führen.
Einer der von ihr befragten Experten, Dr. Drescher, räumt jedoch ein, dass Patienten einen Psychotherapeuten nur selten deshalb aufsuchen, um ausschließlich mit ihrer Wut fertig zu werden.
„Wenn man an CFIDS leidet“, so schreibt er, „so löst das eine ganze Reihe von Emotionen wie Neid, Angst, Verleugnung, Trauer und De-

pression aus. „Und“ fährt er fort, „die Menschen suchen einen Therapeuten meist deshalb auf, weil jemand ihnen etwas angetan hat.“[69]
Das ist nicht besonders überraschend, wenn man bedenkt, dass die häufigsten emotionalen Auslöser für existentielle und instrumentelle Wut und für Angst, Schuldgefühle und Depressionen Probleme mit der Anerkennung von Behinderung, Arbeitsunfähigkeit und Renten sind.[70]
„Die Wut entsteht oft dann,“ erklärt Dr. Laura Monserrat, die Hunderte von CFIDS–Patienten beraten hat, „wenn andere sie als Faulenzer und Simulanten behandeln.“[71]
Den Umgang mit Wut zu erlernen sieht Marcia Harmon in ihrem Artikel „Umgang mit Wut und Ärger“ als zentralen Punkt an, um nicht - noch mehr als ohnehin schon - in soziale Isolation zu fallen[72]. So ist das Erlernen von Strategien, sich von der eigenen Wut nicht zugrunde richten zu lassen, sowohl für die verbliebenen Beziehungen, ein minimales sich bewegen in der Gesellschaft und auch deshalb von zentraler Bedeutung, weil Wut extrem viel Energie mobilisiert und verbraucht. Wut ist deshalb neben körperlicher Belastung die häufigste Ursache von Rückfällen und Verschlimmerungen der Symptomatik.[73]

Die von Marcia Harmon befragten Experten raten zu einem Strauß von Strategien zum besseren Umgang mit Wut und Ärger:

- die Ausdehnung des eigenen Unterstützungsnetzwerkes, etwa durch Masseure, Diätassistenten oder was auch immer einem einfällt.

- das Anlegen eines Wut–Tagebuchs, um sich über die eigenen Erfahrungen und Reaktionen mehr Klarheit zu verschaffen.

- Techniken der Atem– und Muskelentspannung

- bewusstes Suchen, Aufsuchen und Genießen schöner Situationen

- die liebevolle Pflege des eigenen Humors

- vor allem die „Umnutzung“ der Wut–Energie, wie Dr. Monserrat beschreibt:
„Die Energie, die durch die Wut erzeugt wird, ist oftmals ein Katalysator, den Sie brauchen, um die Situation zu verändern, die die Wut ursprünglich ausgelöst hatte. Wut, die man so nutzbar macht, kann eine sehr motivierende Kraft sein. Sie kann Sie dazu bringen, jemandem Grenzen zu setzen, der Sie schlecht behandelt oder missbraucht hat, Ihre Bedürfnisse deutlicher und bestimmter auszudrücken und nach größerem Verständnis bei Ärzten und anderen zu suchen. Sie kann Sie dazu bringen, dass Sie Ihre Lebensumwelt und Ihren Lebensstil verändern.“[74]

- Last but not least wird geraten, professionelle Unterstützung von Psychotherapeuten auf diesem Weg in Anspruch zu nehmen.

Schwierigkeiten bei der Inanspruchnahme von Psychotherapie

Womit wir wieder am Anfang angekommen wären: bei der Psychotherapie und ihrem Verhältnis zu CFS/ME. Wie bereits erwähnt, ist dieses Verhältnis von vielen Schwierigkeiten geprägt, die vornehmlich damit zusammen hängen, wie CFS/ME von den Medizinern eingeordnet wird. Solange aus medizinischer Sicht CFS/ME nicht als physische Erkrankung anerkannt und behandelt wird, ist es wenig verwunderlich, dass auch klinische Psychologen gegenüber den Aussagen CFS/ME–betroffener Patienten skeptisch und in ihrer Einschätzung zumindest verunsichert sind.
Wie Psychotherapeuten im Einzelfall auf die Patienten reagieren, hängt natürlich auch mit von ihrer fachlichen Spezialisierung und dar-

aus resultierenden Ausrichtung ab. Ein Verhaltenstherapeut wird anders reagieren und andere Behandlungstechniken anwenden als ein Tiefenpsychologe, der an der Aufdeckung von kindheitsbedingten Problemen interessiert ist. Ein Arzt für Psychosomatik wird andere Schlüsse und Konsequenzen ziehen als ein Psychiater. Jedoch versuchen alle, Änderungen in der Psyche herbei zu führen, die sie als Ursache des krankheitsbedingten Verhaltens ansehen, solange ihnen dies von Seiten der Medizin so vermittelt wird. Und dieser Irrtum führt früher oder später unweigerlich in eine Fehlbehandlung.

Folgen von psychischen Fehldiagnosen

Der schlimmste bekannte Fall psychotherapeutischer Fehlbehandlung von CFS/ME ist wohl der von Sophia Mirza, einer jungen Frau, welche mit schwerem CFS/ME, bettlägerig, in hilfloser Lage gewaltsam von der Pflege durch ihre Mutter getrennt und ärztlicherseits völlig im Stich gelassen wurde, unter Zwang in eine psychiatrische Klinik geschafft, wo sie weder ernst genommen noch medizinisch versorgt wurde, mit der Konsequenz, dass dies zu einer gravierenden Verschlechterung ihres Zustands führte. Einer Verschlechterung, von der sie sich nicht mehr erholte und die mit hoher Wahrscheinlichkeit verantwortlich war dafür, dass sie ca. ein Jahr später den Folgen ihrer Erkrankung erlag. Ihr Tod war, gerichtlich nachgewiesen durch ausführliche Obduktion, auf CFS/ME zurück zu führen, welches bei ihr schwere Rückenmarksschädigungen bewirkt hatte.[75]
Normalerweise führt CFS/ME nicht zum Tode, aber körperliche Zustandsverschlimmerungen durch falsche psychotherapeutische Behandlungen sind leider immer noch eher die Regel als die Ausnahme.
In etwas allgemeinerer Form kann man sagen, dass es zu psychiatrischen Fehldiagnosen immer dann kommen kann, wenn Patienten beteuern, kränker bzw. leidender zu sein, als der Arzt es aufgrund seiner

Erfahrung und der erhobenen Befunde für möglich hält. Ein gängiger Reflex auf diese Situation ist, dass der Patient den Stempel „AIB“ = abnormales Krankheitsverhalten erhält. Je nach persönlicher Orientierung des Behandlers kann dies eine Somatisierungsstörung oder Hypochondrie oder eine etwas spezifischere psychische Diagnose ergeben. Diese Bilanz zog die promovierte Psychologin Sarah David, nachdem sie selbst Opfer der Fehldiagnose eines Neurologen geworden war.[76] Nach einer Grippe behielt sie einen quälenden permanenten Schwindel zurück, der sich mit medizinischen Untersuchungen nicht erfassen ließ. Die Folge: Diagnose AIB.

Die körperliche Beeinträchtigung war jedoch so schwerwiegend, dass sie ihren Beruf, ihre Unabhängigkeit, ihre finanzielle Sicherheit und sogar die Fähigkeit verlor, mehr als nur ein paar Meter zu gehen. Die Fehldiagnose des Neurologen setzte sich jedoch durch und führte dazu, dass sie keinerlei finanzielle Unterstützung erhielt, trotz monatelanger Bettlägerigkeit.

„Die Fehldiagnose“, so David, „hat mich finanziell, medizinisch und emotional geschädigt. Ich habe Angst vor Ärzten. Sie ruinierte meine vormals gute Beziehung zu meiner Hausärztin und liess mich als Einzelkämpferin zurück.“

2 Jahre später erkankte sie an Krebs. Obwohl sich an ihrer Persönlichkeit, ihrer Psyche und ihren Beschwerden nichts geändert hatte, wurde sie schlagartig vollkommen anders behandelt. Plötzlich erhielt sie psychische Unterstützung, wurde von medizinischem Personal als tapfer und stark bezeichnet, während sie sich zuvor daran hatte gewöhnen müssen, als Drückeberger und Schlappschwanz behandelt worden zu sein. Der Krebs und die daran geknüpfte Behandlung belasteten sie weit weniger stark als ihr Hauptsymptom: der durch die Grippe ausgelöste Schwindel. Der Krebs jedoch wird als Krankheit gesellschaftlich akzeptiert, ihr Schwindel hingegen nicht.

Dieselbe Struktur erleben auch CFS/ME-Patienten. Viele Patienten sind aus finanziellen Gründen gezwungen, einer Reha-Maßnahme zu-

zustimmen, da sie sonst Krankengeld- oder Rentenansprüche verlieren würden, die wegen Arbeitsunfähigkeit nun ihre Lebensgrundlage bilden. Als Reha-Maßnahme wird für CFS/ME-Patienten in Deutschland standardmäßig eine stationäre Psychosoma-Therapie angeordnet. Auch wenn die Patienten schulmedizinische oder alternativmedizinische Hilfe zu erlangen suchen, besteht die Krankenkasse in vielen Fällen auf einer stationären Psychosoma-Therapie.
Dort werden sie i.d.R. zum Ignorieren ihrer Symptome gebracht, da diese nach gängiger Auffassung lediglich auf falschen Krankheitsüberzeugungen der Patienten (AIB) beruhen. Während daraus resultierender Phasen der Verschlimmerung ihres Zustands wird ihnen weiter eingeredet, sie würden ihre Symptome falsch interpretieren und der Krankheit „zu viel Raum geben". Dabei wird ignoriert, dass Forschungsergebnisse belegen, dass körperliche Belastung die Krankheit verschlimmert und diese Verschlimmerung überdies sogar ein diagnostisches Kriterium darstellt.[77]

Die innere Verstrickung im Kontext der Suche nach Bedeutung

Ein besonderes inneres Dilemma ergibt sich dabei oft für die Betroffenen im Kontext der Suche nach Bedeutung und durch die Krankheit neu entfachte Selbsterforschungen, eine Reaktion, die in Krisensituationen häufig auftaucht. Kat Duff schreibt dazu:[78]

„Ich habe bis jetzt noch keine Person mit CFS/ME getroffen, die sich nicht mit der Frage nach der Bedeutung herum geschlagen hat. In gewissem Maße gehört es zur menschlichen Natur, nach einer Erklärung zu suchen, wenn das Leben eine Wendung nimmt, welche wir weder erwartet noch erwünscht haben.(...) Es ist zudem leichter, ein schweres Schicksal zu ertragen, wenn wir dem einen Sinn beimessen können, sogar wenn die Erfahrung an sich keinen eigenen Sinn besitzt.

(...) Die Frage der Bedeutung von Krankheiten ist quälend kontrovers geworden in der gegenwärtigen amerikanischen Kultur, in der verschiedene Gruppierungen der Gesellschaft von der religiösen Rechten bis zur alternativen Linken die wissenschaftliche Interpretation von Krankheit infrage stellen. In diesem Kontext ideologischen Flusses stellen die Menschen breit gefächerte Fragen: ist Krankheit genetisch? Ist sie durch biologische Pathogene verursacht? Ist sie psychisch bedingt? Ist sie real? Ist sie stressbedingt? Ist sie durch Umweltfaktoren ausgelöst? Ist sie der Fehler des Kranken? Hat sie mit Kindheitserfahrungen zu tun? Ist sie eine Folge des Persönlichkeitsstils? Ist sie eine Chance? Ist sie der Zorn Gottes? Ist sie der Ruf der Seele?
Die Antworten auf diese Fragen haben enorme Konsequenzen für die Sozialpolitik – und für die Kranken, die an irgendeiner dieser Weggabelungen stehen. Freunde, Familie, Nachbarn, Mitarbeiter, - sogar Fremde sind oft schnell damit, Interpretationen und Rat, die auf ihren eigenen Überzeugungen beruhen, anzubieten – ohne zu merken, wie verwirrend, belastend und grenzverletzend sie damit sind.“

Ich denke, dass unsere Kultur sich da nicht nennenswert von der für die USA beschriebenen unterscheidet. Und letztlich ist dies auch das Netz der Verwirrung, das sich über jeden Betroffenen legt, der sich in die Hände einer Psychosoma–Klinik begibt, in der CFS/ME noch immer als psychosomatische Erkrankung angesehen und bewertet wird. Ich möchte den ehrlichen Menschen kennen lernen, der noch nie an sich gezweifelt, der keine heimlichen unerfüllten Sehnsüchte hat, der nicht gelegentlich seine inneren Räume durchforstet auf der Suche nach dem besonderen Raum, der endlich das enthält, was seinen tiefsten heimlichsten Wünschen entspricht. Es ist geradezu Teil unserer Kultur, seelisch oder auch tatsächlich auf der Suche zu sein. Dieser verborgene, sehr verletzliche Teil der Seele wird geöffnet, wenn in einer Psychosoma–Klinik nach den angeblichen verborgenen Ursachen der Krankheit gefahndet wird. Es ist nicht auszuschließen, dass dabei auch wertvolle Erkenntnisse zutage und weiterführende Prozesse in Gang gesetzt werden. Diese Prozesse werden jedoch destruktiv, wenn aus einer allgemeinen Sinnsuche der reale Grund der Erkrankung oder sogar der Symptome gemacht wird, unter Leugnung ihrer körperlichen, biologisch bedingten Realität.

Historische Quellen der Stigmatisierung

Kat Duff vertritt die Überzeugung, dass die ablehnende Haltung gegenüber CFS/ME als schwerer Krankheit und die daraus resultierende Stigmatisierung der Erkrankten auch daraus resultiert, dass 80% der Betroffenen Frauen sind, da in unserer Kultur historisch gesehen weibliche Beschwerden traditionell schon immer als vorwiegend eingebildet angesehen wurden.[79]
Patricia Fennell bestätigt diesen Zusammenhang in ihrem Artikel über das 4-Phasen–Modell der CFS/ME–Erfahrung[80] und präzisiert dies so:
„Eine populäre Vorstellung besagte in etwa (in den 80er/90er Jahren), dass CFIDS–Kranke vornehmlich weiße Frauen der oberen Mittelschicht seien, die zu viel erreichen wollten und die schließlich mit ihrer Erkrankung das bekamen, was sie verdienten."[81]

Folgen der Realitätsverleugnung für Körper und Seele

Kat Duff beschreibt die Folgen der mit diesem und verwandten Stigmata einhergehenden gesellschaftlichen Realitätsverleugnungen von CFS/ME. Neben den sozialen Folgen, dass eine nicht anerkannte Krankheit auch nicht die notwendigen Folgen zur Existenzsicherung und Behandlung im sozialen Netz auslöst, gehört es zu den fatalsten Folgen, dass Patienten versuchen, sich in Übereinstimmung mit ihrer

Umwelt zu bringen, um nicht vollkommen einsam und ausgestoßen zu sein, - um den Preis, dass sie ihre eigenen Wahrnehmungen bezweifeln, ihren Erfahrungen nicht mehr glauben und sich derselben Einbildungen und psychischen Zuschreibungen bezichtigen wie ihre Umwelt.[82] Duff zitiert die CFS/ME–betroffene Schriftstellerin Dorothy Wall mit ihrem Stichwort „self-erasure“, übersetzt:„Selbst-Auslöschung“[83]. Wie Duff ausführt, ist bei dieser „Selbst-Auslöschung“ schließlich schwer zu sagen, was schwerer wiegt: die daraus resultierenden körperlichen Folgen permanenter Selbstüberforderungen, welche den Zustand systematisch verschlimmern oder die psychische Selbstzerstörung und Traumatisierung, welche damit einhergeht.[84]
Auch Patricia Fennell stellt im Resultat fest, dass die „meisten Kranken Schwierigkeiten damit (haben), ihren Erfahrungen zu vertrauen – sei es aus Angst davor, dass man ihnen nicht glaubt oder weil sie fürchten, abgelehnt zu werden.“[85]

Krise und Rückbesinnung auf die eigene Autorität

Patricia Fennell beschreibt in ihrem 4-Phasen–Modell für die Erfahrung, an CFS/ME erkrankt zu sein[86], wie sich ein Prozess der Anpassung an die Krankheit und dadurch bedingte neue Erfordernisse des Alltagslebens trotz allen gesellschaftlichen Gegendrucks und in mühseligem Kampf um die Rückbesinnung auf die eigene Wahrnehmung und Kompetenz vollzieht.
Nach einer Phase verzweifelten Bemühens um Anpassung an die Außenwelt und ihre Forderungen trotz der körperlichen Schmerzen und Behinderungen geraten Patienten regelmäßig in eine Krise, in der ihr bisheriges Leben zusammen bricht. Diese Krise geht oft sowohl körperlich als auch seelisch extrem tief, da die Umwelt sie bei ihrem Weg in die Anpassung an die neue Situation extrem behindert, demoralisiert und oft genug traumatisiert.[87] Erst ein Zusammenbruch, der

keinen Handlungsspielraum mehr übrig lässt, führt bei den meisten Patienten dazu, sich von den Erwartungen und Urteilen ihrer Umgebung zu lösen und wieder anzufangen, ihrer eigenen Realitäts–Wahrnehmung zu vertrauen.[88]
Sawnie, eine der interviewten Patientinnen von Kat Duff, erklärt als Ergebnis dieser mühevollen Rückbesinnung auf ihre eigene Selbstwahrnehmung und Autorität nach 5 Jahren CFS/ME:
„Ich habe jeden Stolz verloren. Ich schäme mich nicht, mich hinzulegen. Ich würde mich inmitten der Betriebsamkeit eines Flughafens hinlegen, wenn ich muss – und das muss ich.“[89]
Nach dieser Rückbesinnung auf die eigene Wahrnehmung und Autorität finden viele Patienten auch aus eigener Kraft zu einer Neuorientierung an den gegebenen Möglichkeiten, jeder auf seine Weise, und suchen sich neue Aufgaben, die kleiner sind als die bisherigen, die angepasst sind an ihre jetzigen Fähigkeiten und lernen mit ihrer neuen Identität Frieden zu schließen – zumindest einen Frieden auf Zeit.
Fennell postuliert zwar optimistisch eine neue dauerhafte Stabilisierung in der abschließenden 4. Phase ihrer Kartierung der CFS/ME–Erfahrung[90]; dennoch ist sie sich einig mit Kat Duff und Eleanor Stein, welche dies als einen Zustand charakterisieren, der immer wieder angestrebt und erarbeitet werden muss, dessen Stabilität durch die symptomatische Natur der Krankheit jedoch auch immer wieder zerstört wird.[91] Bessere Phasen lassen die Patienten Hoffnung fassen, die regelmäßigen Verschlechterungen, oft ohne eine Ursache ausmachen zu können, werfen sie zurück in den Strudel der Gefühle, lassen sie erneut zerbrechen und machen neues langwieriges Überwinden des Scherbenhaufens erforderlich.

Klinische Leitlinien für Psychiater

Nicht allen Patienten gelingt es jedoch, diese immer neuen Herausforderungen allein zu bewältigen. Es kann zu überwältigenden Ängsten

kommen, die in eine sekundäre Angsterkrankung münden, zu Depressionen, die nicht allein überwunden werden können oder zu anderen Folgen traumatischer Erlebnisse. Die Psychiaterin Eleanor Stein hebt hervor, dass es bei CFS/ME–Patienten viele Ursachen geben kann für diese Phänomene: Reaktive Trauer, biologisch bedingte Veränderungen der Stimmung, Reaktionen auf Medikamente, oder auch gleichzeitig vorliegende psychische Erkrankungen. Die Abgrenzungen und Abklärungen sind wichtig für eine angemessene Behandlung und Unterstützung des Patienten.
Auch Eleanor Stein weiß um die Probleme, welche CFS/ME–Patienten gegenüber Ärzten und Psychologen auf der Suche nach Unterstützung erleben. Auf Initiative der kanadischen Patientenorganisation „FM-CFS Canada", die sich für die Belange von CFS/ME– und Fibromyalgie–Patienten einsetzt, hat sie eine Broschüre erstellt, die klinische Leitlinien für Psychiater aufstellt und darin sowohl diagnostisch als auch therapeutisch deutlich die spezielle Situation von CFS/ME–Patienten gegenüber anderen Erkrankungen abgrenzt.[92]
Sie stellt klar, dass CFS/ME eine physische Erkrankung ist und belegt dies mit zahlreichen Hinweisen auf Quellen aus der Forschung und ärztlichen Praxis.[93]
Sie beschreibt die Unterstützung, die CFS/ME–Patienten benötigen und geht dabei auf die gängige Psychotherapie für CFS/ME–Patienten ein, die immer wieder ins Feld geführt wird. Was scheinbar neutral als „Verhaltenstherapie" regelmäßig CFS/ME–Patienten verschrieben wird, ist eine Kombination aus langsam steigerndem körperlichem Training und einer psychischen Umerziehung, welche zum Ziel hat, dass die PatientInnen ihre Überzeugung aufgeben, körperlich krank zu sein.
Sie hebt hervor, dass bei einer Krankheit, die schon diagnostisch u.a. dadurch gekennzeichnet ist, dass die Patienten durch körperliche Belastung anhaltende Zustandsverschlechterungen und Rückfälle in schwerere Krankheitsphasen erleiden[94], eine solche Behandlung kon-

traproduktiv ist und verantwortlicherweise jedenfalls nicht dann noch fortgesetzt werden kann, wenn die Verschlimmerung weiter fortschreitet. Zudem sei es für eine/n PatientIn mit gesichertem CFS/ME „respektlos und unangebracht“, „ihn/sie mit CBT (= Verhaltenstherapie) zu behandeln mit dem Ziel, ihn/sie davon zu überzeugen, dass er/sie keine organische Erkrankung habe.“[95] Dies gilt unabhängig davon, ob der Patient auf neben oder durch das CFS/ME aufgetretene Ängste oder Depressionen behandelt wird.

Sie beschreibt die Möglichkeiten der Verhaltenstherapie, CFS/ME–Patienten zu unterstützen, wobei sie die Verarbeitung der Situation durch Trauer und die Anpassung an die verringerte Leistungsfähigkeit in den Mittelpunkt stellt. Entsprechende Programme und Techniken zum Umgang mit der Krankheit wurden unter den Schlagworten „Pacing“ und „Coping“ schon seit langem entwickelt. Besonders hervor zu heben ist hier das Programm von Bruce Campbell, dem in den USA bereits viele Betroffene in Kursen gefolgt sind und das auch von den CDC in dem im Diagnose-Kapitel vorgestellten „Toolkit“ zum Umgang mit CFS/ME empfohlen wird. [96]

Sie hebt zudem hervor, dass die beste Möglichkeit, Depressionen und Ängste bei CFS/ME–Erkrankten zu vermindern darin besteht, ihre Gesundheit und Lebensqualität zu verbessern.

Die Familie mit einbeziehen

Patricia Fennell hebt zudem hervor, dass von der Belastung durch die Erkrankung das ganze System des Kranken mit betroffen ist[97]. Partner, Eltern, Kinder, Freunde, Arbeitgeber, - in unterschiedlicher Intensität sind alle diese Menschen aus dem Umfeld des Betroffenen von den Konsequenzen der Erkrankung betroffen. Im Kapitel über Beziehungen wurden die Auswirkungen auf Partnerschaften und soziale Beziehungen bereits beschrieben. Das Umfeld wirkt umgekehrt auch in seinen Reaktionen auf den Erkrankten zurück. Fennell plädiert daher dafür, dass das Umfeld des Patienten in eine Psychotherapie so weit wie möglich einbezogen werden soll. Ein unterstützendes Umfeld hilft dem Patienten, mit der Situation zurecht zu kommen, vermindert Rückfälle und wirkt sich letztlich auch auf den Gesundheitszustand zumindest stabilisierend aus. Und das Verständnis der Angehörigen und sozialen Bezugspersonen des Kranken für die Situation, ein Verstehen dessen, was die Krankheit überhaupt ist, wie sie sich auswirkt, hilft auch den Mitbetroffenen, die Situation anzunehmen, zu praktischen Lösungen und einem konstruktiven Miteinander beizutragen und mit der durch die Krankheit veränderten Situation leben zu lernen.

Fazit

Es ist sicher auch heute schon nicht vollkommen aussichtslos, Unterstützung von Psychotherapeuten zu bekommen, wenn man sicher darin ist, die eigene Grenze zu ziehen, was man dem/der Therapeutin erlaubt und frei genug um zu gehen, wenn sich zeigen sollte, dass der/die TherapeutIn in seinen/ihren Interpretationen der Situation und der Krankheit die eigenen Grenzen verletzt bzw. die Realität offensichtlich falsch einschätzt.

Oftmals fehlt den Patienten dazu jedoch die Kraft, gerade dann, wenn sie psychisch die Unterstützung besonders dringend brauchen würden. Gerade wenn sich in Schmerzen, Fiebertunnel, verwirrtem Denken und physischer Schwäche die Ebenen der äußeren Realität, der Beziehungen und Gefühle mit der Symptomatik unentwirrbar zu vermischen drohen, dann sollte ein Psychotherapeut die ruhige Hand, den klaren Blick behalten und diese Dinge wieder zu entwirren und getrennt verarbeiten helfen[98] und nicht, wie es leider bisher meistens passiert: genau das Gegenteil.

Was ich mir wünsche:

Gesund sein,
erstmal einen Tag,
um zu sehen, wie sich das anfühlt.
Ist es so wie ich denke, dann würde ich:
in den Sportverein gehen,
eine Theatergruppe probieren,
mich mit Freundinnen verabreden,
meiner Mutter mehr helfen,
Rennen, Schwimmen, Reiten, Tanzen,
bei Freundinnen übernachten,
in der Schule nicht immer müde sein,
mehr Kraft zum Lernen haben,
keine Schmerzen mehr haben,
nicht nur liegen sondern leben,
so sein wie andere Kinder!!
Ein ganz normales Leben haben.

Isabella, 13 Jahre

7. Kapitel: CFS/ME bei Kindern und Jugendlichen

CFS/ME bei Kindern und Jugendlichen ist besonders in Deutschland immer noch kaum bekannt. Die Diagnose wird selten gestellt, das Vorkommen von CFS/ME bei Kindern und Jugendlichen von Seiten der Ärzte bezweifelt.

„Die Forschung hat gezeigt, dass CFS/ME bei Kindern und Jugendlichen tatsächlich vorkommt, und dass es sich weder um ein psychiatrisches Problem noch um eine harmlose Erkrankung handelt, so wie man bislang angenommen hatte.“[99] zitiert Pamela Young, Chefredakteurin der CFIDS Association of America[100], den Kinderarzt und CFS/ME-Spezialisten David Bell in ihrem Artikel über Kinder und Jugendliche mit CFS/ME. Kinder und jugendliche CFS/ME-Betroffene werden jedoch leicht übersehen. Ihnen fällt es noch schwerer als allen anderen, sich bemerkbar zu machen und ihre Krankheit als solche den Erwachsenen sichtbar zu machen. Besonders trifft dies auf Kinder zu, die noch gar nicht gelernt haben, das was sie erleben, überhaupt in die passenden Begriffe zu fassen[101]. Kinder neigen dazu, ihr Lebensgefühl und ihre Lebensbedingungen zu akzeptieren und sich stillschweigend zu adaptieren. Sie werden also durch die Anpassung an die Krankheit, an die Symptome auffällig, aber niemand weiß zunächst, wieso sie sich so verhalten. Ihre Symptome können sie nicht in Worte fassen. Bei CFS/ME fällt das schon Erwachsenen schwer, aber Kindern ist es praktisch völlig unmöglich. Manchmal empfinden sich die Kinder auch nicht als krank, weil ihnen der Vergleich fehlt.[102]
In der Adoleszenz gibt es Interpretationsprobleme auch dadurch, dass die Pubertät mit krisenhaften Verhaltensauffälligkeiten oft einher geht und pubertäres Aufbegehren gegen die Erwachsenen mit vielen Formen von Verweigerungsverhalten verknüpft sein kann. Es verwundert daher nicht, wenn derartige Schablonen von Unterstellungen gegen-

über Jugendlichen auftreten, die faktisch die erwarteten Leistungen nicht mehr erbringen. Schulverweigerung, Allergien oder diverse andere körperliche oder psychiatrische Diagnosen erfolgen regelmäßig, wenn sie CFS/ME-bedingt plötzlich nicht mehr funktionieren[103].
Zu dem besonderen Maße an Fehldiagnosen bei Kindern und Jugendlichen hat auch beigetragen, dass die Diagnose des CFS/ME mithilfe der für Erwachsene entwickelten CFS/ME-Definition nicht ausreichend gelingt. Forschungen haben gezeigt, dass es für sie einer speziellen Definition bedarf, die für die spezielle Ausprägung der Symptomatik im Kindes- und Jugendlichenalter ausgearbeitet ist. Eine solche Definition wurde 2006 unter der Schirmherrschaft der IACFS/ME[104] von dem auf diesem Gebiet führenden Forscher und Psychologen Leonard Jason[105] und anderen Klinikern entwickelt, ergänzt durch ein spezielles Instrumentarium von Fragebögen für Kinder und ihre Eltern, das die oben genannten Probleme bei der Diagnostik der Erkrankung zu kompensieren helfen soll.

Die CFS/ME-Definition für Kinder und Jugendliche:

Die neue Definition wurde im Journal of Chronic Fatigue Syndrome veröffentlicht. Ihre Kriterien lauten wie folgt[106]:

(1) über **drei Monate** anhaltende, klinisch abgeklärte, ungeklärte **Erschöpfung**
(2) nicht erholsamer Schlaf oder **Schlafstörungen**
(3) ausgedehnte oder wandernde Muskelfaser-, Gelenk-, Bauch- oder Kopfschmerzen
(4) zwei oder mehr **neurokognitive Manifestationen** wie etwa eine Beeinträchtigung des Gedächtnisses, Konzentrationsschwierigkeiten oder verlangsamtes Denken
(5) Mindestens **ein Symptom aus zwei von drei Unterkategorien:** Autonome Störungen, neuroendokrine Störungen und immunologische Störungen

Ergänzt wird dieser Diagnose-Algorithmus durch den Ausschluss anderer körperlicher Erkrankungen wie Narkolepsie oder Multiple Sklerose, sowie durch eine Liste von Begleiterkrankungen, die parallel auftreten können ohne die Diagnose eines CFS/ME auszuschließen. Zudem wurden Fragebögen für Eltern und Kinder entwickelt, das „DePaul Pediatric Health Questionnaire, das dem Arzt helfen soll, das klinische Bild zu erfassen.[107]

Forschung zu CFS/ME bei Kindern und Jugendlichen

Die Forschung zu CFS/ME bei Kindern und Jugendlichen steht noch ganz am Anfang. Im Grunde bietet diese neue maßgeschneiderte Diagnosegrundlage erst die Grundlage für eine umfassende Erforschung ihrer Situation. Inzwischen gibt es dennoch hierzu erste Erkenntnisse. Der CFS/ME-Spezialist und Pädiater David Bell und Peter Rowe, letzterer Arzt und Forscher an der Johns Hopkins Universität, kamen unabhängig voneinander zu ähnlichen Ergebnissen[108].

Die wichtigsten bisherigen **Erkenntnisse aus der Forschung** zu juvenilem CFS/ME lassen sich wie folgt zusammen fassen:

-CFS/ME tritt selten auf bei Kindern im Alter unter 10 Jahren, es kommt aber vor. David Bell berichtet von Fällen auch unter 5 Jahren. In einer australischen Studie wurden 5,5 Fälle auf 100 000 Kinder unter 9 Jahren gefunden.[109]

-Die Häufigkeit der Erkrankung ist insgesamt bei Kindern und Jugendlichen etwas niedriger als bei Erwachsenen. Neueste Studien aus dem Jahre 2006 ergaben ein Vorkommen bei 1,8 von 1000 Kindern und Jugendlichen. Diese Zahlen bedeuten immerhin, dass

CFS/ME zu den häufigsten chronischen Erkrankungen von Kindern und Jugendlichen in der westlichen Welt gehört. [110]

-Die Symptomatik des CFS/ME ist schwerer fassbar, variiert von Tag zu Tag stärker als bei Erwachsenen und weist im Vergleich zu Erwachsenen symptomatisch andere Schwerpunkte auf.[111]

-Die Prognose für Kinder und Jugendliche wird stark verbessert durch ein Umfeld, das sich einfühlsam und unterstützend verhält. Es führt zwar nicht immer zur vollständigen Genesung, kann jedoch den Umgang mit der Erkrankung und mit der Situation stark verbessern.

Die Besonderheiten der Erkrankung bei Kindern und Jugendlichen machen jedoch weitere Forschungsarbeiten dringend erforderlich.
Dass Kinder und Jugendliche allmählich überhaupt ansatzweise die nötige Beachtung bekommen, liegt nicht zuletzt an den betroffenen Teenagern selbst. Es ist schwer zu glauben, aber selbst unter CFS/ME-betroffenen Erwachsenen und bei den meisten Forschern kam lange der Gedanke daran, dass auch junge Menschen betroffen sein könnten, gar nicht recht auf.
Rebecca Moore war in den 1990er Jahren, damals 17jährig, eine der in einem jugendlichen Netzwerk organisierten Teenager, die schließlich selbst die Stimme erhoben um sich bemerkbar zu machen[112]. Dieses Aufbegehren der jugendlichen Betroffenen selbst hat endlich zu den Studien und Erkenntnissen geführt, die ein Licht auf die Besonderheiten werfen, die für Kinder und Jugendliche mit CFS/ME gelten.

Besondere Schwere der Folgen

Dazu zählt auch, dass Kinder und Jugendliche nicht nur besondere Probleme haben, mit ihrer Erkrankung wahrgenommen und diagnosti-

ziert zu werden. Auch die Folgen der Erkrankung treffen sie besonders schwerwiegend. Sie sind zum einen in erhöhtem Maße abhängig von der Meinung, Wahrnehmung, Akzeptanz und Unterstützung durch Eltern, Lehrer, Ärzte und auch Altersgenossen. Zum anderen befinden sie sich in einem Lebensabschnitt, in dem Persönlichkeitsentwicklung und Wissensbildung von zentraler Bedeutung sind. Jahre, die einem als Kind oder Jugendlichem durch eine schwere Erkrankung genommen werden, können niemals später wieder nachgeholt werden. Je länger die Erkrankung andauert umso verheerender sind die Auswirkungen für das gesamte Leben der Betroffenen. Umso wichtiger ist es, dass die Krankheit frühzeitig erkannt wird und geeignete Strategien gefunden werden, die ein Management der Situation erlauben. Dazu gehören genesungsförderliche Maßnahmen wie ausreichende Ruhe- und Erholungspausen und die Vermeidung schädlicher Belastungen sowie Aspekte einer möglichst weitgehenden Gewährleistung der weiteren Ausbildung (Schule) und einer altersgerechten psychosozialen Entwicklung.
Von besonderer Bedeutung ist hier die allmähliche Entwicklung zu mehr Selbständigkeit und Eigenverantwortung sowie der Kontakt zu Gleichaltrigen.
Wie diese Strategien und eine optimale Berücksichtigung aller genannten Aspekte allgemein und für den Einzelfall aussehen können, darüber gibt es unterschiedliche Ansichten. Die Experten sagen oft etwas ganz anderes als die Betroffenen selbst.
Erschwerend kommt hinzu, dass Theorie und Praxis z.B. hinsichtlich Erleichterungen und bevorzugten Behandlungen der schwerer kranken schulpflichtigen Kinder aus vielen Gründen auseinander klaffen können. Lehrermangel, Mittelkürzungen an den Schulen, mangelnde Kenntnisse bezüglich der konkreten Behinderungen bei CFS/ME-Patienten machen es nicht einfach, auf spezifische Bedürfnisse des einzelnen Kindes im Ergebnis wirklich einzugehen.[113]

Expertenbericht aus GB

Im Rahmen der Erstellung des Berichtes einer Expertengruppe für das Britische Gesundheitsministerium zum Thema CFS/ME[114] erstellte eine unabhängige Beratergruppe 1999 einen Bericht zum Thema CFS/ME bei Kindern und Jugendlichen[115]. In diesem Bericht findet sich eine ausführliche Darstellung der einzelnen Auswirkungen der Krankheit auf Fähigkeiten der Kinder und Jugendlichen, die konkret mit dem Lernen und mit der Bewältigung des Schulbesuchs und mit Prüfungen zusammen hängen. Gemeint sind hiermit Auswirkungen auf kognitive Funktionen wie Merkfähigkeit, Konzentration und Informationsverarbeitung sowie Auswirkungen auf die körperliche Leistungsfähigkeit und auch auf die Stresstoleranz und Reizempfindlichkeit gegenüber grellem Licht, Lärm und anderen Eindrücken, die beim Schulbesuch unvermeidlich sind.

Im Bereich der kognitiven Funktionen werden hier Beeinträchtigungen genannt, die die rechnerischen Fähigkeiten betreffen, sowie die Fähigkeit, sich auf eine Aufgabe zu fokussieren, vor allem über einen längeren Zeitraum, nachdem bereits eine kognitive Erschöpfung eingesetzt hat, die das weitere Denken und eine Fortsetzung der Konzentration unmöglich macht. Die Kinder können Probleme haben, sich Wissen anzueigenen, zu merken und es zu verarbeiten. Auch die Schnelligkeit des Denkens ist vermindert. Sogar die Sprachfähigkeit kann phasenweise und bei starker Erschöpfung so stark leiden, dass das Kind nur noch leise, eventuell sogar lallend sprechen kann und auch gesprochene Worte der anderen in ihrer Bedeutung und ihrem Sinnzusammenhang nicht mehr oder nur bedingt erfassen kann. Die kognitiven Fähigkeiten verschlechtern sich auch in der Erschöpfungsphase infolge körperlicher Überlastung wie langem Sitzen oder Tragen von schweren Taschen.[116]

In diesem Bericht wird stark darauf abgestellt, dass die Wissensvermittlung oberste Priorität hat, auch gegenüber psychosozialen Bedürfnissen der Kinder. Diese Gewichtung kommt insbesondere dann zum Tragen, wenn das Kind aufnahmefähig genug ist, um den Schulstoff inhaltlich zu bewältigen, aber die körperliche Belastbarkeit für einen vollzeitigen Schulbesuch noch bezweifelt werden muss. Vor die Wahl gestellt, ob das Kind die ganze Kraft für den Schulbesuch einsetzen soll und dabei auch in die Altersgruppe wieder mehr integriert werden könnte, oder ob zugunsten einer besseren Lernleistung das Kind zuhause beschult werden soll, wenn die Rahmenbedingungen eines Schulbesuchs durch Lärm und die körperlichen Anforderungen, die mit dem Schulbesuch einher gehen, den krankheitsbedingten Energiespielraum des Kindes und seine nervlichen Belastungsgrenzen überschreiten könnten, rät dieser Bericht zu einer Beschulung zuhause.

In Großbritannien haben sich offenbar praktische Möglichkeiten der Beschulung von Kindern zuhause bereits etabliert und werden insbesondere bei hausgebundenen und ganz oder teilweise bettlägerigen Kindern als Alternative zum Schulbesuch erfolgreich praktiziert.

Ein besonders prominentes Beispiel hierfür ist die im Alter von 9 Jahren an CFS/ME erkrankte Tanya Harrison. Ihre Erkrankung nahm einen besonders schweren Verlauf, doch sie hatte das Glück, dass ihre Umgebung sehr unterstützend reagierte. Sie erwarb ihren Schulabschluss mit Qualifikation für ein Hochschulstudium im Krankenbett. Mit 19 Jahren gründete sie eine eigene Kampagne zur Unterstützung von CFS/ME-Patienten unter dem Namen „BRAME“- Blue Ribbon for the Awareness of ME, übersetzt: „Blaue Schleife für die Wahrnehmung von CFS/ME“, die analog zu der roten Aids-Schleife ein Symbol der Solidarität für und mit Erkrankten darstellt. Sie betreibt bis zum heutigen Tage mit ihrer Kampagne eine Website, auf der sie zum Krankheitsbild und aktuellen politischen Entwicklungen und neuen Forschungsergebnissen aufklärt. Für sie als schwer Erkrankte gab es zum Lernprogramm im Bett keine Alternative. Sie war bewundernswert kreativ und hartnäckig in ihrem Kampf um eine eigene Zu-

kunft und die Anerkennung der Krankheit, der sie auf alternativem Wege auch mit anderen jungen Betroffenen in Kontakt brachte. [117]
Für viele junge Betroffene stellt sich die Situation jedoch anders dar. Sie sind gerade noch so in der Lage, die Schule zu besuchen. Dafür fallen dann Freizeitaktivitäten flach. Besonders in der Adoleszenz ist das ein schweres Manko. Die Orientierung auf Gleichaltrige, auf die „Peer Group" ist ein wichtiges Entwicklungsstadium. Die Jugendlichen sind oftmals hin- und hergerissen, was ihnen wichtiger ist: Schule oder gemeinsame Aktivitäten mit den anderen in der Freizeit.
In Deutschland gibt es jedoch selten den Fall, dass diese Entscheidung überhaupt praxisrelevant wäre. Eine Beschulung eines einzelnen Kindes zuhause können die meisten Schulen gar nicht umsetzen, da ihnen dazu die Kapazitäten fehlen.
In Australien äußerten sich Jugendliche in einem selbstorganisierten Netzwerk mit dem Kürzel M.E.Y.A.[118] schon in den frühen 90er Jahren selbst zu diesen Konflikten. Eine berühmte Vertreterin und Sprecherin der M.E.Y.A. war Alison Hunter, ein aufgewecktes Mädchen, das ebenfalls mit 9 Jahren erkrankt war. In einer bewegenden Rede schilderte sie 1994 die Probleme der Jugendlichen aus ihrer Sicht bei einem internationalen Treffen zum CFS/ME in Dublin, Irland. Darin zitierte sie einen Leidensgenossen mit den treffenden Worten:

„Ich möchte zur Schule gehen, Mami, damit ich es hassen kann wie jeder andere auch."[119]

In diesem selbstironischen Satz des jungen Ben kommt gut zum Ausdruck, wie wichtig es für Jugendliche ist, dasselbe zu erleben wie die anderen Angehörigen der Peer Group. Es geht nicht so sehr um das Lernen, sicher, darum geht es auch; es geht auch nicht so sehr um den Spaß, sicher, um den geht es auch; es geht noch nicht einmal primär darum, regelmäßig Freunde zu sehen, - natürlich, jeder Jugendliche liebt es seine Freunde zu sehen -, aber mehr als um alles andere geht es darum, dazu zu gehören. Und das kann man in diesem Alter nur, wenn man dasselbe tut, anzieht, erlebt, liebt und hasst wie die anderen auch. Erlebt man die gemeinsame Freizeit nicht, gehört man nicht richtig dazu, erlebt man die „gemeinsam verhasste" Schule nicht, ebenso wenig. Das Dilemma dieser Altersgruppe der Erkrankten ist, dass sie niemals erreichen können, dazu zu gehören, weil ihnen immer etwas fehlt. Dieses Gefühl komplett von den anderen verstanden zu werden, das Erleben wechselseitiger Bestätigung ist aber für sie basal. Alison Hunter sah hier einen Ansatz für die Organisation der Jugendlichen CFS/ME–Betroffenen als Betroffenengruppe. Einen der wichtigsten Aspekte der M.E.Y.A. sah sie im sozialen Austausch und Miteinander der Jugendlichen in einer Atmosphäre des Verstehens.[120] Denn hier und nur hier fanden die Jugendlichen Gleichaltrige, die nicht nur versuchten, dasselbe zu tun wie die anderen, sondern die auch ebenso fühlten und mit denselben Schwierigkeiten zu kämpfen hatten.

Psychische Fehldiagnosen bei Kindern und Jugendlichen

Ein weiteres Dilemma der nicht volljährigen Kinder und Jugendlichen liegt bei den Fehldiagnosen, die im Kontext der Familie gesehen werden. Anorexia Nervosa, Überbehütung durch die Mutter, im Extremfall sogar der Vorwurf des Münchhausen-Syndroms[121], das besagt, die Mutter würde ihr Kind absichtlich krank machen, um intensiver um es besorgt sein zu können, sind Diagnosen, die es nahe legen können, im Sinne des Wohls des Kindes eine Trennung von der Mutter herbei zu führen, notfalls per Gerichtsbeschluss.

Sorge, Beunruhigung und erhöhter Einsatz der Mütter sind jedoch eine normale Reaktion auf eine ernste Erkrankung ihres Kindes. Oft ist die Mutter die Einzige, die wirklich wahrnimmt, wie schlimm es um ihr Kind steht, und es ist ihre Aufgabe, nicht nur sich um das Kind zuhause zu kümmern, sondern auch gegenüber ungläubigen bzw.

CFS/ME-unvertrauten Ärzten, Lehrern und eventuell Behörden das Kind zu unterstützen und sich einzusetzen.[122] Gerade dieses Verhalten wiederum erregt und verstärkt das Misstrauen der Experten.
Der britische Pädiater und CFS/ME–Experte Dr. Nigel Speight berichtet aus seiner beruflichen Erfahrung mit CFS/ME-Fällen bei Kindern und den Problemen mit deren Müttern, die in diese Art von Verdacht gerieten und Gegenstand behördlicher Ermittlungen wurden. Er konnte sich im Laufe dieser Erfahrungen des Eindrucks nicht erwehren, dass hier eine Art Gruppenzwang in der Ärzteschaft grassierte, die den einzelnen Arzt zur Unterordnung unter die herrschende Meinung brachte, wenn man nicht sogar von einem Beigeschmack von Sadismus sprechen wollte.[123]

Das exemplarische Schicksal von Sophia Mirza

Wie schlimm sich im Extremfall diese Dynamik auswirken kann, zeigt ein erschütternder Fall aus England. Im Falle von Sophia Mirza brach die Krankheit zwar erst im Alter von 26 Jahren aus, jedoch ihre Krankheit entwickelte sich so schwer, dass sie ebenfalls auf die Hilfe und Pflege ihrer Mutter zurück greifen musste. Trotz schwerer Symptome wurde Sophia nicht als körperlich krank anerkannt. Ihre Mutter wurde bezichtigt, für ihre Krankheit verantwortlich zu sein. Als sie versuchte, eine Zwangseinweisung von Sophia in eine psychiatrische Klinik gegen deren erklärten Willen zu verhindern, versuchte die Ärztin von Sophia sogar, eine Zwangseinweisung für die Mutter zu erwirken. Auch wenn es dazu nicht kam, wurde jedoch Sophia in die Psychiatrie verbracht. Fehldiagnose und Fehlbehandlung führten bei ihr zu gravierender Verschlimmerung der Symptomatik. Von dieser Fehlbehandlung erholte sie sich nicht wieder. Sie starb im Jahre 2005 im Alter von 32 Jahren. In einer von ihrer Mutter Criona Wilson angestrengten gerichtlichen Untersuchung der Todesursache von Sophia wurde festgestellt, dass Sophia an akutem Nierenversagen als Folge ihres CFS/ME gestorben war.[124]

Dieser Fall ist ein extrem erschreckender Ausnahmefall mit dramatischen Ausmaßen, die sich hoffentlich in dieser Form niemals wiederholen werden. Er zeigt jedoch eine Struktur und ihre destruktiven Auswirkungen, die als solche kein Einzelfall sind. Selbst die erste Untersuchung von Sophias Todesursache ergab noch, sie sei ohne Befund gestorben. Gewissermaßen war sie also tot, aber es hieß immer noch, dass ihr nichts fehlte. Erste Proben ergaben keine Hinweise. Erst eine äußerst umfangreiche Untersuchung von CFS/ME-kundigen Experten führte auf die richtige Spur. Es zeigte sich, dass ihren permanenten heftigen Schmerzen ein genau entsprechender Befund im Rückenmark zugrunde lag. Eine Spinalganglionentzündung unbekannter Ursache sorgte dafür, dass jeder Wahrnehmungsreiz von ihr automatisch als Schmerz wahrgenommen wurde. Erst dieser Befund eröffnete den Zugang zum Gesamtbild.[125]

Grundbedürfnisse im Arzt-Patient-Verhältnis

Die Schwierigkeit, sogar nach dem Tode im Wege ausführlicher Obduktion eine korrekte Diagnose zu stellen und die Zusammenhänge heraus zu finden, ebenso wie die drastischen Befunde, die schließlich dabei zutage gefördert wurden, zeigen einmal mehr wie wichtig es ist, eine gründliche Untersuchung von CFS/ME–Patienten vorzunehmen. Und die Folgen der Fehlbehandlung, die auf einer Fehleinschätzung der Erkrankung von Sophia Mirza beruhten, zeigen einmal mehr, wie wichtig es ist, die Krankheit zumindest zu erkennen, auch wenn man keine konkrete Behandlung kennt. Denn nur so kann zumindest ein konstruktives Arzt-Patient-Verhältnis entstehen, das den Patienten optimal unterstützt, anstatt noch weiter zu schaden.

Diese Grundregel unterstreicht auch der Experte für CFS/ME bei Kindern, Dr. Nigel Speight:
„Mir wurde schnell klar, dass (jugendliche) ME-Kranke vor allem eins wollen: dass ihr Zustand von ihrem Arzt anerkannt wird und ihre Symptome bestätigt werden. Allein dafür zeigen sie sich unbeschreiblich dankbar und sind im Gegenzug gern bereit, die Unfähigkeit der Ärzte, sie zu heilen, zu verzeihen. Sie wünschen sich dann, dass ihr Arzt sich weiter um sie und ihr Befinden kümmert und sich nicht davon entmutigen lässt, wenn es seinem Patienten nicht gelingt, gesund zu werden. Nur allzu oft weisen Ärzte ihre CFS/ME-Patienten mit dem Argument zurück, dass sie „nichts für sie tun könnten". Allerdings ist das immer noch vorzuziehen gegenüber dem „Einweg-Fahrschein in die psychiatrische Schublade", einer Reaktion, die beim Patienten verständlicherweise als Ablehnung ankommt."[126]

Unterschätzte Gefahren

Auch Alison Hunter berichtete in ihrer Rede für die M.E.Y.A. auf einem Kongress in Dublin von solchen falschen Spuren, psychischen Fehldiagnosen, die von den Kranken immer wieder „Beweise" für ihre Beschwerden fordern, indem sie sich körperlicher Überlastung aussetzen müssen, bis die zu beweisenden Verschlimmerungen bis hin zum Kollaps tatsächlich eingetreten waren.[127] Mehr noch, sogar sie selbst verfiel einem Irrtum, dem verständlichen Glauben an das, was wohl an sich allgemein gültig ist, jedoch nicht in jedem Fall, nicht in ihrem Fall. Dem Irrtum, CFS/ME könne keine wirklich schrecklichen Folgen haben:

„Es ist nicht Aids," sagte sie in einem bewegenden Bericht über die Lage von Jugendlichen CFS/ME-Patienten 1993[128], „obwohl es ähnlich ist, man kann sich ebenso krank fühlen, nur dass es einen nicht umbringt. Es ist auch nicht Krebs. Ich werde nicht sterben oder so etwas Schreckliches erleben. Es ist M.E.. Vergesst M.E. nicht."[129]

Allison starb 1996 im Alter von 19 Jahren an einer Infektion, die ihr Körper aufgrund ihres CFS/ME nicht bewältigen konnte.[130] Niemand hatte damit gerechnet, am wenigsten sie selbst. Der letzte Satz ihrer Rede: „Don´t forget M.E." kann im Englischen ebenso als „Vergesst mich nicht" verstanden werden. Damit weder CFS/ME Noch Alison vergessen werden, wurde nach ihrem Tod die Alison Hunter Memorial Foundation gegründet. Diese Stiftung, mitbegründet durch ihre Mutter Christine Hunter, widmet sich besonders der Unterstützung der besonders schwer an CFS/ME Erkrankten sowie den Belangen von Kindern und Jugendlichen mit CFS/ME.[131]

Fälle von Genesung

Auf der anderen Seite des Spektrums ist jedoch wichtig zu erwähnen, dass Kinder und Jugendliche auch oft vollständig genesen. Für sichere Aussagen zur Prognose gibt es noch zu wenige Studien, jedoch zeigte eine australische Langzeitstudie, dass sich zumindest ein Viertel der Betroffenen vollständig erholte.[132] Besonders groß ist diese Chance in den ersten zwei Jahren[133]. In dem Bericht der unabhängigen Expertenkommission für den Chief Medical Officer (CMO, oberste britische Gesundheitsbehörde)[134] werden zwei Fälle von Kindern geschildert, die zu vollständiger Genesung führten. In einem Fall handelte es sich um einen schleichenden Beginn mit einem sehr schweren Verlauf für eine vorübergehende Phase mit vollständiger Remission innerhalb von zwei Jahren. Im zweiten Fall handelte es sich um einen plötzlichen Beginn und ebenfalls schwere Phasen mit der Folge eines Verlustes von zwei Schuljahren, nach denen jedoch eine langsame Rückkehr in die Schule möglich wurde, die schließlich ebenfalls zu einer vollständigen Genesung und einem erfolgreichen Schulabschluss führten.

Die Bedeutung und Möglichkeiten von Unterstützung für Kinder und jugendliche Betroffene

In beiden Fällen wurde die Schwere der körperlichen Erkrankung von Ärzten, Eltern und Lehrern erkannt und die Umgebung verhielt sich sehr unterstützend, ohne jeden Druck auszuüben. Diese Haltung scheint sich besonders zu bewähren und Rückfälle zu minimieren. Die Eltern äußerten sich zudem dahin gehend, dass die verständnisvolle liebevolle Begleitung nach ihrer Einschätzung verhindert hätte, dass das Kind bleibende psychische Schäden durch Traumatisierungen davon getragen hätte, wozu es im Falle von Unverständnis und stigmatisierenden oder überfordernden Behandlungen leicht kommen kann.[135] Auch der CFS/ME-Experte Peter Rowe sagt:

„Wenn die Famile, die Schulbehörden, Ärzte und anderes medizinisches Personal sowie die Schul- und Spielkameraden der Kinder zusammen arbeiten und das an CFS/ME erkrankte Kinde unterstützen, dann kann es besser damit fertig werden. Das ist keine Lösung für alle Probleme, die auftauchen, aber es hilft.“[136]

Und ergänzend dazu möchte ich erinnern an die Möglichkeiten der Unterstützung von Selbsthilfeorganisationen, auch für junge Menschen. Dazu noch einmal Alison Hunter, mit den Worten, mit denen sie ihren Vortrag 1994 in Dublin über die jugendliche Perspektive bezüglich CFS/ME beschloss, und die an Aktualität seitdem nichts eingebüßt haben:

„In einer perfekten Welt wäre eine Gruppe wie die M.E.Y.A. gar nicht nötig, aber bis wir die erreicht haben, wünsche ich mir, dass überall auf der Welt Organisationen wie die M.E.Y.A. gegründet werden, um Jugendliche zu unterstützen, sie zu ermutigen und ihnen vor allem Durchsetzungskraft zu verleihen, bis der Tag kommt, an dem wir eine Pille schlucken können und diese verheerende Krankheit für immer los sein werden."[137]

Ein betroffener Jugendlicher, der das auch heute noch ebenso sieht, ist der 13jährige Brian Bernhard aus New Jersey, bei dem CFS/ME am 7. April 2005 praktisch über Nacht begann[138]. Mit schweren grippeähnlichen Symptomen brach er in der Schule zusammen. Als Wochen später die Symptome nicht besser waren, wurde er mit Verdachtsdiagnosen wie Allergien und Schulvermeidungsverhalten belegt. Brian war empört.

„Ich gehe gerne zur Schule. Ich hatte gute Noten. Ich habe im Regionalverband Fußball gespielt."[139]

erklärte er gegenüber diesen Unterstellungen. Anders als bei vielen anderen Kindern und Jugendlichen, die an dieser Stelle nicht weiter kommen, wussten Brians Eltern, beide selbst Mediziner, Rat indem sie Brian führenden CFS/ME-Experten vorstellten. So erreichte er eine sachgerechte Diagnose, Behandlung und Unterstützung bei der Bewältigung auch der sozialen Folgen in seinem Umfeld. Brian fand den Mut, sich auch für andere Betroffene einzusetzen, mit seiner Geschichte an die Öffentlichkeit zu gehen und wurde landesweiter Sprecher für Kinder und Jugendliche mit CFS/ME.
Der Mut und die Stärke, die Kinder und Jugendliche aufbringen können, wenn sie von der Gesellschaft allein gelassen werden, ist bewundernswert und erstaunlich. Unsere Kinder sind jedoch die Schwächsten der Gesellschaft, und sie sind unsere Zukunft. Die Kindheit sollte ein Ort sein, an dem man von der Öffentlichkeit unbeobachtet und be-

sonders im Falle von Krankheit zusätzlich beschützt aufwachsen kann. Im Interesse unserer Kinder sollten wir nicht warten, bis auch hier sie selbst die Kraft und den Mut finden, uns die Existenz ihrer Erkrankung ins öffentliche Bewusstsein zu bringen. Sie verdienen den Schutz der Anonymität. Sie verdienen ihre Kindheit. Das Wissen aus der Forschung ist da. Hinschauen müssen wir.

In England ist man auch hier schon ein paar Schritte voraus. Es existieren mehrere große Organisationen, die von Eltern betroffener Kinder gegründet wurden, wie der Tymes Trust[140], die Vereinigung „Action for Young People with ME (AYME)[141], sowie die Organisation „Invest in ME“[142], die sowohl für Jugendliche als auch erwachsene Betroffene tätig ist, vornehmlich aber von Eltern betroffener Kinder gegründet wurde und getragen wird.

Der amerikanische Kinderarzt und CFS/ME–Spezialist David Bell hat zusammen mit anderen Spezialisten Eltern betroffener Kinder eine Hilfe an die Hand gegeben mit dem Buch „A Parent's Guide To CFIDS: How to Be an Advocate for Your Child with Chronic Fatigue Immune Dysfunction Syndrome“[143], zu deutsch: „Ein CFIDS-Leitfaden für Eltern: Wie Sie der Anwalt für Ihr am Chronischen Erschöpfungs- und Immundysfunktionssyndrom[144] erkranktes Kind sein können“. Leider liegt das Buch in deutscher Sprache bislang nicht vor. Dabei wäre gerade in Deutschland Unterstützung für betroffene Kinder und Jugendliche dringend erforderlich.

In Deutschland existiert bislang keine einzige Gruppe zu diesem Thema. Es sind auch kaum Fälle bekannt geworden, in denen Kinder mit CFS/ME in Deutschland diagnostiziert worden sind. Dies bedeutet jedoch nicht, dass es diese Kinder hier nicht gibt, sondern lediglich, dass sie entweder mit gar keiner oder mit anderen, meist psychiatrischen Diagnosen belegt worden sind. Das heißt auch, daß die meisten Eltern sehr wahrscheinlich die Diagnose CFS/ME gar nicht kennen und das jeweilige betroffene Kind eine medizinisch falsche Behandlung erfährt und im Alltag nicht ausreichend unterstützt wird.

Ins Leben zurück – meine Lektion in Rationieren
Rationieren von Kraft,
Rationieren von Erwartungen,
Rationieren von Geld,
von Zucker und Genuss,
von Gefühlen, Taten,
von Begegnung und von Hoffnung,
Rationieren von Rationierungen,
Rationieren von Enttäuschungen,
Rationieren von
Rationalität

?

Luca

8. Kapitel: Leben mit CFS/ME: Die schwere Wahl

Der leuchtende Stern: Heilung

So haben wir es immer gelernt, und darauf haben wir uns immer verlassen: krank werden gehört zum Leben dazu, und wenn wir krank sind, überlassen wir uns einem Prozess der Genesung, in dem uns der Körper sagt, wie wir uns verhalten sollen. Wir sind daran gewöhnt, dass wir den Signalen des Körpers vertrauen können. Kommen wir allein dennoch nicht wieder zu Kräften, fragen wir einen Arzt, von dem wir erwarten, dass er bescheid weiss, was mit uns los ist und was zu tun ist. Inzwischen haben wir schon gemerkt, dass es mit dieser Krankheit aber nicht so einfach ist. Offenbar gehören die Betroffenen zu denen, die ihrer Zeit voraus sind, und das ist bei einer Krankheit so ziemlich das Dümmste, was man machen kann. Schwer genug, jemand zu finden, der die Krankheit erkennt. Immerhin, wenn das geschafft ist, gibt es eine Basis, auf der Handlungsstrategien gesucht und hoffentlich gefunden werden können.

Die erste Strategie ist die jedes Kranken und besagt: ich befinde mich in einem unhaltbaren Übergangszustand und muss jemand finden, der mich gesund macht. Diese Krankheitszeit kann nur einen Inhalt haben: Heilung. Wer kann mich heilen? Wie kann ich geheilt werden? Wie finde ich den richtigen Heiler? Wie finde ich die richtige Behandlungsmethode? Doch was passiert, wenn man auf diese Fragen kein Antwort findet? Was passiert, wenn die Suche immer länger dauert? Wenn Jahre vergehen und sich nichts ändert? Ist es dann noch die richtige, die passende Strategie, alle verbleibende Kraft und Aufmerksamkeit auf Heilung zu richten? Was, wenn der leuchtende Stern anfängt zu verblassen? Wer oder was kann nun Orientierung bieten?

„Das ist ja auch Lebenszeit“
Mein Weg zur Selbsthilfe

Luca

Was mich betrifft, so war ich „meiner Zeit“ mit dieser Krankheit so weit „voraus“, dass es drei Jahre dauerte, bis der erste Artikel dazu in Deutschland in der Presse erschien, von dem ich schließlich durch Zufall Kenntnis erhielt. Zu diesem Zeitpunkt war mein ganzes bisheriges Leben bereits zusammen gebrochen. Ich hatte das Referendariat gekündigt, meine Stadt verlassen, war als Pflegefall zurück gesunken in den Schoss meiner Herkunftsfamilie, von quälenden Symptomen wie in ständigem Fieber in die Knie gezwungen, die meiste Zeit bettlägerig. In dem Artikel, der nun endlich auftauchte, wurde der bis dato einzige Arzt in Deutschland erwähnt, der sich mit CFS/ME beschäftigte, die Diagnose stellen konnte und Behandlungen dazu anbot. Das war 1992. Unnötig zu erwähnen, dass ich mich sofort dorthin begab, nachdem mir allein vom Lesen des Artikels bereits klar geworden war, woran ich nun seit drei Jahren litt. Die aufwendige immunmodulatorische Behandlung brachte jedoch nicht das gewünschte Ergebnis. Einige weitere naturheilkundliche Behandlungsversuche klangen ebenfalls viel versprechend, ohne dass sie an meinem Befinden jedoch nennenswert viel ändern konnten.

Nach zwei Jahren vergeblicher Versuche, während meine Eltern alle Aufgaben für mich erledigten, die nötig waren, um mich am Leben zu erhalten, und ich damit beschäftigt war, zu versuchen gesund zu werden, merkte ich, dass es so nicht weiter gehen konnte. Als „Dauerkind“ war ich nun einfach zu alt, und mein Leben stagnierte auf unterstem Niveau. Zurück in mein altes Leben konnte ich aber auch nicht, weil ich ja nicht genesen war. Trotzdem: bleiben konnte ich in dieser Situation auch nicht länger. Was nun?

Meine erste Antwort war: eine neue Wohnung für mich suchen, irgendwo, wo es gesünder und ruhiger sein würde als in meiner alten Umgebung, und irgendwo, wo ich überhaupt suchen konnte vom Haus meiner Eltern aus. Also suchte ich zunächst eine nicht allzu weit entfernte Stadt und fand dort eine bezahlbare kleine Wohnung in einem ruhigen Vorort mit guter Verkehrsanbindung. Autofahren war ja auch nicht drin. Befriedigt stellte ich fest, dass es im Umkreis von fünf Gehminuten mehrere Ärztehäuser, eine Post, zwei Apotheken, einen Supermarkt, einen Drogeriemarkt, einen Wochenmarkt, einen kleinen Fluss, einen großen Wald und eine Bushaltestelle gab. Im Ort war außerdem ein Bioladen fünf Fahrradminuten entfernt. Das sollte vorerst reichen. Die Luft war jedenfalls wunderbar. In der 20 Busminuten entfernten Stadt gab es außerdem einen großen See, die meisten Bioläden und Biorestaurants vermutlich von ganz Deutschland, jede Menge Studenten und Fahrräder im Überfluss.
Irgendwie schaffte ich es, trotz Schmerzen, Schwäche und Schwindel meine Möbel einzupacken und den Umzug zu organisieren. Irgendwie schaffte ich es, daran zu glauben, dass ich wieder allein leben können würde. Irgendwie schaffte ich es, an eine Zukunft zu glauben. An mich selbst. Daran, dass irgendwie Kraft nachkommen würde. Irgendwie ging alles knapp gut. Als ich mit meinen lange vermissten Sachen endlich in meiner neuen Wohnung allein war, war ich zwar irgendwie jenseits von gut und böse vor Erschöpfung aber nichtsdestoweniger glücklich. Jeder hat so seins, was er mindestens braucht. Ich brauche einen Ort, der mein Ort ist. Mein minimales Königreich.
Doch mein Drache CFS/ME lag währenddessen nur in leichter Ruhehaltung neben mir und träumte ein bisschen vor sich hin, ab und zu im Schlaf nach mir tretend, sodass ich ihn nicht ganz vergaß. Dieser traumhafte Zustand dauerte natürlich nicht an. Nach kurzer Zeit erhob er wieder sein hässliches Gesicht und spie mir sein Feuer in den Leib. Mir wurde klar, dass die Zukunft nicht so leicht zu haben sein würde. Und da ich an die Macht von Heilbehandlungen gerade nicht mehr

gut glauben konnte, fing ich an nach einer Strategie zu suchen, die mir irgendwie helfen könnte, mit dem Drachen zu leben ohne wahnsinnig zu werden.
Bei dieser Suche stieß ich auf das Konzept der Selbsthilfe. An meinem alten Wohnort, einer chaotischen Metropole, der ich gerade glücklich war entkommen zu sein, gab es eine Selbsthilfegruppe für CFS/ME, die ich nun aufsuchte. Mein erster Besuch dort war einem Tritt in den Bauch nicht unähnlich. Trostlosigkeit griff auf mich über angesichts der Perspektivlosigkeit und Erschöpfung, die sich von allen Seiten zu vermischen und zu potenzieren schien. Körperlich von der Anfahrt, der Hitze des Sommers, dem chronischen Fieber und dem Gespräch in der Gruppe völlig erschöpft wankte ich durch den Großstadtverkehr zu einem Abendessen mit Freundinnen von früher. Ich redete mit letzter Kraft so viel ich konnte. Über das Leben mit einer chronischen Krankheit. Über das Genesen von einer chronischen Krankheit. Und über das Nichtgenesen von einer chronischen Krankheit. Über Heilung suchen und nicht finden von einer chronischen Krankheit. Einer chronischen, quälenden Krankheit mit dem lächerlichen Namen Chronisches Erschöpfungssyndrom.
„Das ist ja auch Lebenszeit" sagte schließlich eine der Freundinnen, eine einfache Feststellung. Lebenszeit. Viele Jahre Lebenszeit. Wie viel Lebenszeit haben wir? Wieviel habe ich? Noch? Was will ich in meinem Leben? Wirklich? Wie komme ich da hin? Und wer wird mich dabei begleiten?

„Was ich glaub', was ich denk', was ich zu tun versuch',
Was richtig und was falsch gewesen."
singt Reinhard Mey[145] ,
„...Gedanken, die ich mit dir teile..."

Mit wem konnte ich meine Gedanken nun teilen?

Wie sich schon heraus gestellt hatte: meine frühere Beziehung oder die Freunde von einst würden es nicht sein. Wer waren nun meine Freunde? Wie und wo konnte ich sie finden?
Sollte, wollte und konnte ich mich auf ein Netzwerk, eine Gruppe mit Gleichbetroffenen wirklich einlassen? All die Erschöpfung, all der Schmerz, all die Perspektivlosigkeit und der ganze daraus resultierende Frust der anderen Kranken: wollte ich das alles noch zusätzlich in mein Leben lassen? Würde das nicht alles noch schlimmer machen, mich belasten?
Zeit genug jedenfalls hatte ich, um darüber nachzudenken. Falls ich ausnahmsweise fähig war überhaupt zu denken. Und schließlich siegten Neugier und der Wunsch nach neuen Vertrauten über Sorge und Abwehr. Ich gründete eine Selbsthilfegruppe für CFS/ME in meiner neuen Heimat. Und ich merkte bald: dort waren meine Freunde. Einige von ihnen, wie ich feststellte. Einige für eine lange Zeit. Und ich fand heraus, dass es so etwas gibt, auch in einer zerquälten Zeit, einer Zeit des Andersseins durch eine schmerzhafte unsichtbare Behinderung: Zugehörigkeit, spontanes Verstehen, Ankommen, für eine Weile beieinander zuhause sein, sich begleiten.

„Was ich glaub', was ich denk', was ich zu tun versuch',
Was richtig und was falsch gewesen.“

Es gab immer noch Menschen, die das interessierte und mit denen ich das teilen konnte. Und ich hatte sie gefunden.

Ins Leben zurück – meine Lektion in Geduld
Geduld mit mir,
Geduld mit meinem Körper,
Geduld mit meiner Wut
über die Krankheit,
die Hilflosigkeit, die Verluste,
das draußen sein mit einem Stigma
Geduld mit den Anderen,
ihrer Ablehnung,
ihrem Nichtverstehen,
mit ihrem Verlust
von dem was ich war, was wir hatten.
Geduld mit
ihren Fluchten vor ihrem Verlust,
Geduld mit meiner Ungeduld
endlich anzukommen
bei mir
in diesem neuen
Jetzt

Luca

9.Kapitel: Krankheitsmanagement nach Bruce Campbell

Das Konzept des Krankheitsmanagements nach Bruce Campbell: Einleitung und Vorstellung der zentralen Strategien

In seinem Buch „The CFIDS & Fibromyalgia Self-Help Book – A Self-Management Program for Chronic Fatigue Syndrome and Fibromyalgia"[146] veröffentlichte der selbst 8 Jahre lang von CFS/ME betroffene Psychologe Bruce Campbell ein Konzept zum Krankheitsmanagement für CFS/ME–Kranke, das ihn nach seinen eigenen Angaben von der Krankheit in kleinen Schritten im Laufe von 4 Jahren geheilt hat.[147]
Seine eigenen Erfahrungen mit diesem Programm beschreibt er in dem im Internet veröffentlichten Manuskript „Recovery from Chronic Fatigue Syndrome: One Person's Story", zu deutsch etwa: „Genesung vom chronischen Erschöpfungssyndrom: eine persönliche (Erfolgs-) Geschichte"[148]. Dort berichtet er jedoch auch, dass seinen Weggefährten dieser Erfolg nicht allen möglich war. Für sie war der Gewinn zumindest aber eine Stabilisierung und eine Verbesserung der Lebensqualität.[149] Eine genaue Darstellung des Konzeptes in allen Einzelheiten würde den Rahmen dieser Arbeit sprengen. Ich möchte dafür auf die oben genannten Texte von Bruce Campbell verweisen. Leider sind diese bislang nur in englischer Sprache erhältlich. In einer Kurzversion stellt er sein Programm jedoch dar unter dem Titel „Zehn Strategien für einen besseren Umgang mit CFS"[150], einer Broschüre, die auch in deutsch erschienen ist. Als Überblick im folgenden eine Kurzfassung seiner Strategie, wie sie in der Broschüre „10 Strategien für einen besseren Umgang mit CFS" vorgestellt wird, hier stichwortartig von mir mit meinen Worten skizziert:[151]:

Campbells 10 Strategien zum Krankheitsmanagement bei CFS/ME:

1. Verbindung von Akzeptanz mit Hoffnung
Zunächst wird eine Haltung angestrebt, bei der es darum geht, einerseits die Krankheit, bzw. den Fakt, dass sie da ist, zu akzeptieren und sich so zu verhalten, dass man innerhalb der von der Krankheit gesetzten Aktivitätsgrenzen bleibt, zugleich aber die Hoffnung aufrecht zu erhalten, die eigene Situation positiv beeinflussen zu können.

2. Den eigenen „Energiespielraum“[152] heraus finden und sich an seine Grenzen halten („energy envelope“)
Was genau die von der Krankheit gesetzten Grenzen sind, findet sich in der persönlichen Bestimmung des eigenen „Energiespielraums“. Den gilt es anhand einiger CFS/ME-typischer Parameter heraus zu finden, um sich daran orientieren zu können.

3. Die persönliche Balance von Aktivität und Ruhe finden
Das zu Beginn der Krankheit vorherrschende Muster eines ständigen Wechsels von Überanstrengung und anschließendem Zusammenbruch soll ausbalanciert werden.

4. Geplante Pausen
Geplante Pausen sollen Überanstrengungen vorbeugen und die „Batterie“ auftanken, möglichst bevor es zu Symptomen kommt. Das kann auch langfristig nicht nur mehr Stabilität sondern auch eine langsame Ausdehnung des Spielraumes bewirken.

5. Unvorhersehbares voraussehen, Kontrolle über die Situation gewinnen

Durch mehr Bewusstsein davon, was nützt und was schadet, können Rückfälle durch umsichtige Planung zunehmend ausgeschlossen werden.

6. Ziele in erreichbare kleine Schritte unterteilen

Kleine Schritte verhindern die Überschreitung der Energiegrenzen und ermöglichen, auch große Pläne eben langsam umzusetzen, ohne dass es sich negativ auf die gesundheitliche Situation auswirkt. Realistische Selbsteinschätzung ist dabei wichtig.

7. Stressreduktionstechniken

Stress ist besonders schädlich für das Krankheitsgeschehen und die Energie. Stressquellen erkennen, um sie vermeiden zu können, kann elementar sein. Entspannungstechniken helfen, wo das nicht gelang.

8. Sich Unterstützung und Verständnis holen

Es ist wichtig, ein Gespür dafür zu entwickeln, wer einem zu helfen bereit ist, welche Menschen gut für einen sind und hier aktiv sein Umfeld zu gestalten.

9. Die eigenen Gefühle respektieren und verarbeiten lernen

Trauerprozesse, Ängste, Frustrationen sind normale Reaktionen auf die Krankheit. Je nach Intensität und Umständen sind unterschiedliche Strategien passend, um damit zurecht zu kommen.

10. Abschied vom alten Ich und neue Sinnfindung für das „Jetzt"

Ankommen im „Jetzt" ist kein leichter Weg für CFS/ME-Betroffene. Verschiedene Ebenen der Sinnfindung werden angeboten.

Von diesen 10 Strategien erscheinen die beiden ersten in besonderer Weise näherer Beleuchtung wert.

Die Strategien: 1.„Verbindung von Akzeptanz mit Hoffnung“ und 2. die Orientierung am „Energy Envelope“, dem eigenen Energiespielraum, lassen sich als zentrale Gedanken ausmachen, die Campbell den gängigen Aspekten und Strategien zum Krankheitsmanagement originär hinzugefügt hat. Diese seien daher noch im folgenden etwas näher beleuchtet. Zunächst mithilfe einiger Aussagen, die er in seinem oben genannten Erfahrungsbericht „Recovery from Chronic Fatigue Syndrome: One Person's Story“ über seinen eigenen Erfahrungs- und Genesungsprozess gemacht hat.

1. Verbindung von Akzeptanz mit Hoffnung

Die Grundhaltung der Verbindung von Akzeptanz gegenüber der Existenz der Krankheit mit Hoffnung auf Besserung und ein sinnvolles positives Gestalten des eigenen Lebens ist Ergebnis eines schmerzhaften Prozesses, den viele, wenn nicht alle Betroffene auf die eine oder andere Art erleben. In seinem Manuskript über seine eigenen Erfahrungen mit der Krankheit und seiner Strategie befasst er sich genauer mit den Hintergründen dieser Grundhaltung.

„Ist Genesung ein realistisches Ziel?“[153] ist die Frage, mit der Bruce Campbell sich in dem gleichnamigen Kapitel seines Manuskriptes „Recovery from Chronic Fatigue Syndrome: One Person's Story" auseinander setzt.

Wörtlich führt er aus:[154]:

Ein anderes Problem, dem alle CFS-Patienten gegenüberstehen, ist, welches Ziel sie verfolgen sollen. Ich habe mich mit dieser Frage einige Jahre auseinandergesetzt, und kam zu verschiedenen Zeiten zu verschiedenen Antworten. Obwohl ich wusste, dass Genesung bei CFS-Patienten ungewöhnlich ist, hatte ich Schwierigkeiten, die Hoffnung auf die Rückkehr meines alten Lebens aufzugeben. Aber die Konzentration auf Genesung brachte auch Probleme mit sich. Mit Genesung als meinem Ziel lebte ich auf einer emotionalen Achterbahn. Bei Zeichen der Besserung erhielt ich Auftrieb, die unvermeidlichen Rückschläge jedoch schmetterten mich vollkommen nieder. Was war die Alternative zu Hoffnung auf Genesung: mich abfinden mit lebenslangem Leiden?

(...) Ich kam schließlich zu dem Schluss, dass es nicht in meiner Hand lag, ob ich wieder gesund werden würde. (...) Ich war überzeugt davon, dass es eine Grenze gab, bis wohin ich mich würde erholen können, aber dass es unmöglich sei, vorherzusagen, wo diese Grenze liegen würde. Um die zu erwartende Enttäuschung zu vermeiden, nahm ich an, dass ich zu der größeren Gruppe derer zählte, die sich niemals wirklich erholen würden und entschied mich darauf zu konzentrieren, wie ich dennoch ein sinnvolles Leben führen könnte. (...)

Deshalb war die Kombination aus **Akzeptanz und Hoffnung** für mich der Knackpunkt. Akzeptanz bedeutete, anzuerkennen, dass ich eine ernste Erkrankung habe und eine andere Art von Leben führen muss. Aber Akzeptanz bedeutete nicht Resignation. Ich hatte auch das Vertrauen, dass ich immer Dinge würde tun können, um meine Situation zu verbessern, auch wenn ich nicht vollständig genesen würde.

Die Kombination der **Akzeptanz von CFS mit der Hoffnung auf Besserung** versetzte mich in die Lage, mein Dilemma zu lösen und ein Ziel zu gewinnen, das beides war: realistisch und positiv."

Campbell profitierte offensichtlich von dieser inneren Klärung dieses Ziel-Konfliktes, mit dem sich viele Betroffene herum schlagen. Dies zeigt auch die Diskussion im anschliessenden Erfahrungskapitel.

2. Den eigenen „Energiespielraum“[155] herausfinden und sich an seine Grenzen halten („energy envelope“)

Der 2. zentrale Gedanke von Campbells Ansatz basiert auf der Bestimmung des eigenen Energiespielraumes, wörtlich „Energy Envelope“[156], übersetzt etwa „Energie-Rahmen", „Energie-Spielraum", „Energie– Schranken“[157], wie er es in seinen Texten zum Krankheitsmanagement erklärt. Wörtlich eine Art Umschlag aus Energie, der einen umgibt, von einer festen Größe, der die Energie für einen Tag enthält. Mir gefällt als Übersetzung am besten der Begriff „Energiespielraum“.

Sein Ansatz basiert darauf, dass der Betroffene lernt, innerhalb seiner täglich wiederholbaren Energiegrenzen zu bleiben. Grob gesagt bestimmen die Energiegrenzen, wieweit der Betroffene sich pro Tag verausgaben kann, ohne dafür mit einer Zustandsverschlechterung am nächsten Tag bezahlen zu müssen. Das Pensum, das „ungestraft“, also ohne weitere Symptome auszulösen, absolviert werden kann, stellt den persönlichen Energiespielraum dar.

Erfolge der Einhaltung des Energiespielraums

Bruce Campbell, und seinem Bericht nach zumindest noch zwei weiteren Betroffenen, die ebenfalls seinen Weg gingen, gelang es mit einer konsequenten Selbstbeschränkung ihrer Aktivitäten auf ein täglich wiederholbares Maß, ihre Symptome unter Kontrolle zu bekommen, und nach einer Weile - sehr langsam - erweiterte sich dabei bei ihnen ihr sicherer Energiespielraum, - bei Bruce Campbell bis schließlich zu einem Niveau, das etwa dem von vor der Krankheit entsprach bzw. entspricht. [158] JoWynn Johns, eine seiner Wegbegleiterinnen, die dieselbe Strategie verfolgte, konnte damit ihre Symptome kontrollieren, jedoch ihren Spielraum nicht so stark erweitern. Sie spricht jedoch dennoch begeistert von den Verbesserungen ihrer Lebensqualität.[159]

Die Bestimmung des Energiespielraums

Die Einhaltung des Energiespielraums setzt eine Analyse dessen voraus, worin dieser überhaupt bei einem persönlich besteht.

Bruce Campbell beschreibt seine Energie zu Beginn seiner Erkrankung mit 25% von dem, was ihm vor der Erkrankung zur Verfügung stand.

Im dritten Krankheitsjahr, also noch in der Phase, in der seine Strategie erarbeitet wurde und die nahe am Ursprungswert lag, beschreibt er seinen Energiespielraum so: [160]

Schlaf	7,5 h Schlaf, beginnend 23.00 Uhr
Tagesruhe	10 – 30 Minuten an der Mehrzahl der Tage
Aktivität	4 h pro Tag, Aktivitäten wie Besorgungen und Hausarbeit in Maßen okay
Übungen	45 Minuten spazieren gehen auf der Basisebene okay
Lesen und Computer	Lesen die meiste Zeit okay, aber ich sollte die Zeit, die ich am Computer verbringe, begrenzen, besonders nachts.
Autofahren	Grenze etwa bei 2 h, manchmal müde nach 30 Minuten
Stehen	Grenze 1 h, egal ob gehen, shoppen, kochen
Geselligkeit	Normalerweise okay mit einer Person oder kleiner Gruppe, aber starke Reaktion auf spezielle Personen und leicht verletzbar, empfindlich bei Begegnungen, die mit Stress verbunden sind.
Andere Erkran-kungen	Verschlimmern CFS–Symptome um 30-50 %. Sekundäre Erkrankungen verlaufen jetzt schwerer als zuvor.
Gefühle	Leichter aus der Fassung zu bringen als früher. Starke Emotionen lösen CFS-Symptome aus.
Stressoren	Mein Leben ist momentan überwiegend stabil, glücklicherweise
Ernährung	Habe keine Unverträglichkeiten gegen Nahrungsmittel feststellen können bis jetzt. Ernährung wie bisher
Sinneswahr-nehmungen	Geräuschvolle Situationen und laute Stimmen sind sehr unangenehm, das gilt besonders für Restaurants

Diskussion und Erfahrung: Zwei zentrale Begriffe Campbells: der „Energy Envelope" und seine Haltung von „Akzeptanz und Hoffnung"

Luca:

Das Wort „Krankheitsmanagement“ ist zwar schon lange in aller Munde, aber es bleibt schwammig, was eigentlich genau damit gemeint ist. Es ist sicher so, dass je nach Befindlichkeit und Möglichkeit jeder auf seine Weise den Begriff füllen muss. Ich finde jedoch den Bericht von Bruce Campbell eine interessante Grundlage, um der Sache doch noch einmal genauer nachzugehen.
Ich möchte hier dazu anregen, zu den beiden zentralen Fragen, zu denen sich Bruce Campbell in seinen Texten zu seinem Programm und seinen Erfahrungen geäussert hat, in einen Erfahrungsaustausch einzutreten, also zu der „Verbindung von Akzeptanz mit Hoffnung“ und der Orientierung am „Energy Envelope“, dem eigenen Energiespielraum.

Zunächst zu der Frage, für die ich selbst immer nur Antworten für eine Weile gefunden habe - bis zum nächsten Strategiewechsel - und dieser kam garantiert immer wieder, egal in welcher Richtung. Dieses hilflose Hin und Her habe ich auch bei anderen Betroffenen schon beobachtet. Was ich meine ist das Dilemma, dass ich immer wieder das Gefühl hatte, ich müsse mich entscheiden: entweder aus dem Leben „im Jetzt“ so viel wie möglich herauszuholen - oder aber sich ganz dem Versuch der Heilung zu verschreiben und alles andere aufzugeben. Das hängt natürlich auch davon ab, wie groß der Spielraum ist, der einem geblieben ist. Bei mir ist er klein genug, dass sich die Sache für mich meist als Alternative darstellt. Und egal in welcher Richtung: ich stehe garantiert nach einiger Zeit wieder vor der Wand: dieser Weg ist kein Weg.

Sein Ansatz der „Verbindung von Akzeptanz mit Hoffnung“ entspricht ziemlich dem, was ich für mich selbst irgendwann auch so entwickelt habe, also ein angepasstes Leben an die Bedingungen der Krankheit zu führen mit einer Haltung, die Sinnfindung im Jetzt verbindet mit der Hoffnung, auf mein Leben und meine Symptomatik positiv einwirken zu können, unabhängig davon, ob ich wieder gesund werde oder nicht.
Wie ist das für Euch? Was verbindet Ihr mit dem Begriff Krankheitsmanagement? Findet Ihr etwas von den Überlegungen Campbells bei Euch wieder?

Lara:

Eigentlich kann ich mir nicht mehr vorstellen, durch irgendeine Strategie gesund zu werden. Ich habe jetzt schon 20 Jahre CFS/ME - 15 davon wirklich schlimm.
Als in den vergangenen Jahren es mal für eine kurze Zeit, vielleicht einen oder einen halben Tag etwas besser wurde, flackerte immer wieder kurz die Hoffnung auf, vielleicht ... Aber die Ernüchterung kam dann gleich immer sehr heftig.
Seit 10 Monaten leben mein Mann und ich wieder alleine, ohne Kinder. Das hat meinen Alltag sehr verändert, aber die erhoffte Besserung ist kaum eingetreten. Ich kann mich an sehr schlechten Tagen jetzt mehr gehen lassen und gebe der Erschöpfung mehr Raum. Ich merke, dass mein Spielraum in Wirklichkeit sehr eng ist und ich eigentlich permanent überziehe. Andererseits diese Enge ... - man hat das Gefühl, die Seele hungert. Nach Menschen, Erlebnissen, Gefühlen. Ich stehe auch ständig in diesem Zwiespalt, weniger Quälerei durch die Symptome oder mehr am Leben teilnehmen. Ich glaube, wenn ich auf Zombie umstellen könnte, wäre das für CFS/ME am besten.

Xenia:

Unsere Krankheit ist ein groß angelegter Selbstversuch. Nach langem Ausprobieren sehen meine eigenen Regeln zum „Krankheitsmanagement“ so aus:

Ich kann jederzeit mit allem aufhören, was ich gerade tue.
Ich kann jederzeit mit allem neu anfangen, egal, ob es ganz neu ist oder ich es schon 10x abgebrochen habe.
Und vor allen Dingen: kein Stress!
Ich halte viel davon, mich zeitweise gezielt und kontrolliert zu überfordern. Dafür bin ich dann bereit, den Preis zu zahlen, den das kostet – nach dem Motto: „Leben sie heute, zahlen sie später.“ Ich kann nicht immer nur krank sein, nicht alles dem Körper unterordnen. Ich bin auch noch ein Mensch mit Wünschen, Träumen und Sehnsüchten. Meine Erfahrung ist, dass ich nicht „machen“ kann, dass ich gesund werde. Alle wichtigen Veränderungen kamen von außen, nachdem ich das eingesehen hatte. Aber es ist nach wie vor mein Ziel, gesund zu werden.

Luca:

Danke für Eure Erfahrungen und Sichtweisen zu diesem Thema! Ich möchte jetzt noch einmal näher nachhaken zu dem Thema der Orientierung am täglich wiederholbaren Energiespielraum, der Frage also, ob man einen solchen erstens heraus finden kann für sich und zweitens auch konsequent einhalten kann, die Grenzen nicht zu überschreiten.
Natürlich gibt es gewisse Schwankungen und gelegentlich werden Ausnahmen unumgänglich sein, die einen veranlassen, über den „sicheren“ Spielraum hinaus Energie zu verbrauchen, was dann das bekannte „Push-Crash“-Muster zur Folge hat. Also man erlebt danach

eine Art Rückfall oder auch eine Verschlimmerung der Symptome, die so heftig ist, dass sie als akuter Symptom-Schub erlebt wird, über einen begrenzten Zeitraum.

Auch sind die Ergebnisse dieser Strategie sicherlich sehr individuell. Ich denke nun jedenfalls seit einer Weile darüber nach, ob und wie ich von diesem Konzept profitieren kann. Um dies abschließend zu beurteilen, braucht es sicher noch Zeit und es werden auch zusätzlich eine Reihe konkreter Details in seinem Konzept entwickelt, die ich hier jetzt nicht aufzählen werde, da ich den Kern im Blick halten möchte: das konsistente Leben innerhalb des persönlichen Energiespielraums. Für mich erheben sich da so einige Fragen. Diese hängen vermutlich überwiegend damit zusammen, dass, wie ich im Laufe der Lektüre festgestellt habe, mein persönlicher Energiespielraum erheblich kleiner ist als der von Campbell in seiner Ausgangsposition. Dabei fiel mir wieder mal die Schwierigkeit ins Auge, die Energie in Prozent der Vorkrankheitszeit auszudrücken.
Zudem möchte ich festhalten, dass Campbells Darstellung seines Energiespielraumes eine interessante Zusammenfassung seiner Grenzen und Fähigkeiten, seiner Verletzbarkeiten und Risikobereiche ist. Wenn ich diese Aufzählung mit meinen eigenen Möglichkeiten vergleiche, stelle ich aber vor allem fest, dass mein Spielraum nicht mal halb so groß ist. Ich kann nicht jeden Tag das Haus verlassen ohne meine Grenzen zu überschreiten, selbst wenn ich nur zum Briefkasten gehe. Andererseits kann ich gelegentlich (i.d. Regel einmal, manchmal 2mal die Woche) für mehrere Stunden das Haus verlassen, und meine Möglichkeiten waren dann phasenweise schon sehr gut, vielleicht an einem Tag in der Woche etwa bei 60 % zu normal - aber nur für einen Tag, und es war immer nur in der Logik des Push-Crash möglich, dies überhaupt zu tun.
Dies sehe ich momentan als mein Hauptdilemma an. Jedenfalls, was einen Versuch mit diesem Konzept betrifft. Es fällt mir sehr schwer,

überhaupt den Mut aufzubringen, präzise anzuschauen, wie eng mein Energiespielraum liegt, wenn ich es als täglich wiederholbares Maß betrachten soll. Im Vergleich zu Campbell, wenn er sagt, er liegt damit bei 25%, dann würde ich mich selbst bei vielleicht 5-10 % maximal einschätzen. Wenn ich konsequent in dieser Begrenzung bleiben würde, könnte ich für längere Zeit das Haus nicht verlassen und meine Selbstversorgung wäre im Prinzip nicht möglich. Es ist auch offen, ob bei dieser Taktik mein Energiespielraum tatsächlich mit der Zeit steigerbar wäre. Denn es erheben sich natürlich auch weitere Fragen, wie z.B. die nach Dekonditionierung. Dekonditionierung ist bei mir ohnehin ein Problem, da seit ein paar Jahren zu den Symptomen bei muskulärer Belastung Zusammenbrüche dazu gekommen sind, die extreme Muskelschwäche und auch ein sonstiges totales Abfallen meiner Energie nach sich ziehen. Es scheint allerdings so zu sein, dass in dieser Hinsicht konsequente Schonung das einzige ist, was mir überhaupt übrig bleibt, um die Symptomatik zu beruhigen und mich zu stabilisieren.
Ich werde all dies noch weiter beobachten und überdenken. Mir scheinen aber doch sehr viele Faktoren die Sache zu komplizieren, sodass ich dem Weg von Campbell in Reinkultur vermutlich nicht folgen kann. Allein schon die Notwendigkeit, gelegentlich etwas frische Luft zu schnappen und ab und zu draußen ein paar Meter zu gehen, bedeutet, dass ich nicht jeden Tag in meinem Spielraum bleiben kann und demzufolge weiter auch Tage haben werde, an denen ich noch schlechter dran sein werde. Also weiter wie bisher? Ich weiß es nicht. Ich werde aber versuchen, häufiger Pausen zu machen und früher und konsequenter auf Stop-Signale zu achten und zu hören. So wie jetzt: Pause!
Wie sieht Euer persönlicher Energiespielraum aus? Könnt Ihr Eure Tage so einrichten, dass Ihr konsequent „drin“ bleibt? Habt Ihr es schon versucht? Wie sind Eure Erfahrungen?

Lara:

Ein normaler Tag im Jahr 2004

Einer meiner besseren, durchschnittlichen Tage sieht folgendermaßen aus:
So bis 7 - 8 Uhr schlafe ich, danach frühstücke ich (liegend).
Besonders morgens ist die Erschöpfung und das Benommensein sehr stark. Meistens habe ich auch ziemliche Schmerzen, die erst so nach ½ bis 1 Stunde nachlassen.
Danach lese ich in der Bibel, bete und denke nach. Diese Zeit ist für mich immer sehr wichtig, auch für meine fünf Kinder zu beten, nimmt mir das doch einiges an Verantwortung ab, die ich noch immer für sie fühle. Auch in deren Leben läuft nicht alles rund, und da ich viel Zeit zum Nachdenken habe, kann das schnell in sorgenvolles Grübeln wechseln. Aber wie gesagt, ich versuche, meine Sorgen Gott anzuvertrauen. Auch für mich selbst bekomme ich viel Kraft in dieser Zeit. Bis jetzt leider nur mental, deswegen liege ich auch während dieser Zeit. Danach schaue ich mir meistens eine christliche Predigt im Fernsehen an und so um 10 oder 11 Uhr stehe ich auf. Sitze meistens einige Zeit am PC oder mache was im Haushalt. Danach essen wir. Mein Mann kocht und ich schmecke meistens nur ab. Wieder ruhe ich bis ca. 14 Uhr, aber das ist eigentlich die schlimmste Zeit des Tages, es fällt mir immer sehr schwer aufzustehen, ich fühle mich einfach krank, nicht müde. Danach mache ich mit unserem Hund einen Spaziergang von ca. einer ½, manchmal an „guten“ Tagen von einer Stunde, egal welches Wetter ist. Ich genieße den Wald vor unserer Haustür, den ich viele Jahre so furchtbar vermisst habe. Ich kann danach richtig fühlen, wie ich meine Seele „ausgelüftet“ habe. Ich esse etwas, lege mich wieder hin. Gegen 18.00 stehe ich auf und erledige einige Dinge im Haushalt, „gruschle“ etwas herum – übersetzt: mache mal dies mal das. Meistens ist jetzt mein Allgemeinbefinden

etwas besser, wenn ich mich nicht überfordert habe. Dazwischen esse ich noch mal und schaue dann fern oder lese. Bis ca. 10.00 Uhr, dann gehe ich endgültig zu Bett.
Meistens fällt es mir trotz Erschöpfung sehr schwer, die Ruhezeiten einzuhalten, das erfordert manchmal meine ganze Disziplin. Anders als manche gutmeinenden Ratgeber denken, bedeutet das „am Riemen reißen" nämlich nicht Aufsein und Tätigkeit, was ich mir versagen muss - sondern Nichtstun. An einem Tag in der Woche gehe ich anstatt spazieren einkaufen. Das merke ich aber am nächsten oder übernächsten Tag.
Sonntags gehe ich, wenn möglich, in den Gottesdienst mit anschließendem gemütlichen Beisammensein bei Kaffee und Kuchen - bei mir nur Mineralwasser. Da wird meine Grenze natürlich total überschritten, aber aus bestimmten Gründen ist es wichtig dort zu sein. Da habe ich meistens ein oder zwei Tage dran zu knabbern. Da ich auch schwere Schlafstörungen habe ist natürlich mein Tagesablauf auch davon sehr abhängig.
Bei Überanstrengung muss ich ein oder zwei Tage später mit verstärkten Symptomen rechnen wie Schmerzen, verstärkte Schlafstörungen, Durchfall, Übelkeit, Gesichtsschmerzen, Zahnschmerzen, Sehstörungen, Halsschmerzen, entzündete Schleimhäute im Mund, aber das Schlimmste ist dann ein alles überlagerndes Krankheitsgefühl. Überhaupt leide ich darunter am meisten, neben meinen immerwährenden Ohrgeräuschen. Bei jeder Anstrengung, egal ob mental oder physisch, verstärken sich auch diese und schreien ein grelles „Stop". Besonders ein Telefongespräch, überhaupt Gespräche oder hier das Schreiben am PC. So habe ich nie wirkliche Ruhe und kann meine Seele hängen lassen. Eine fatale Kombination: CFS/ME und Tinnitus. Durch das Ruhen müssen ist es mir nicht so möglich wie anderen, mich durch Tätigkeit abzulenken, halte ich es aber nicht ein, werden die Ohrgeräusche noch schlimmer.

Laurie:

Ich bin der Welt schlechteste Pacerin. Campbell hat sicher Recht mit seinen Theorien und Vorschlägen. Sie leuchten mir ein und mein Vorsatz, seine Ratschläge zu befolgen, ist da. Nur: wenn ich schon mal ein bisschen Energie habe, dann will ich nicht liegen und sparen sondern LEBEN!!! Es gelingt mir nicht, mich hin zu legen und zu ruhen, wenn ich nicht unbedingt muss. Ich kann so oft nicht anders und muss ins Bett oder zumindest auf der Couch liegen und die Schmerzen ertragen oder schlafen. Wenn es dann - mal! - besser ist, dann freue ich mich so sehr, da kann ich einfach nicht schon wieder liegen. Ich tue dann nichts Besonderes. Ich gehe vielleicht ein bisschen länger mit dem Hund raus. Es macht dann einfach mehr Spaß: meist ist der Brainfog besser, ich kann also die Farben besser sehen und klarer denken. Oder ich putze mal zuhause ein bisschen rum. Das kann auch mal ganz befriedigend sein, ein bisschen „Grund" rein zu bringen. Oder ich telefoniere mit ein paar Freundinnen. Das ist sonst oft viel zu anstrengend für mich.
Alles, was richtig anstrengend ist, z.B. Sport, geht sowieso schon lange nicht mehr. Aber ab und zu ein bisschen aktiv und „normal" sein ist einfach zu verführerisch für mich.
Was ich aber an Umstellung fertig brachte war: durch strikte Ernährungsumstellung konnte ich mein Immunsystem etwas beruhigen. Langsam wurden die Infekte weniger. Ich kann inzwischen wieder fast normal essen. Ich bin aber immer noch krank und sehr eingeschränkt. Ich muss mehrere Stunden am Tag ruhen und nachts mindestens neun Stunden schlafen. Alles, was ich tue, tue ich langsam. Meine Tochter hat sich daran gewöhnt. Ich kann nicht mit ihr toben, verreisen, schwimmen gehen oder tanzen. Aber wir können reden, lachen, einen Film schauen, langsam mit dem Hund zusammen spazieren gehen.

Vor einigen Jahren sollten die Kinder in der Schule ihren Eltern ein Tier zuordnen: ich war ein Faultier. Auf meine Nachfrage: wegen der langsamen Bewegungen. Das ist für mich auch eine Art Krankheitsmanagment, auch wenn ich es zum Glück nicht bewusst einsetzen muss: einfach mal darüber lachen!

Luca, 1 Jahr später:

Insgesamt lässt sich festhalten, dass mein Energiespielraum sich in den letzten zwei Jahren nicht erweitert hat. Das könnte man eigentlich auch für einen wesentlich längeren Zeitraum sagen.
Im Grunde besteht dasselbe Grundmuster nun schon seit etwa 12 Jahren. Das bedeutet, dass ich mit einem hausgebundenen Energiespielraum lebe, der mir die Selbstversorgung knapp erlaubt, wobei ich 1-2 mal pro Woche den Enegiespielraum mal mehr und mal weniger deutlich überschreite, um Einkäufe außer Haus zu erledigen, Arztbesuche zu machen oder Freunde zu besuchen oder auch ab und zu, um etwas größere Unternehmungen zu machen wie eine Radtour oder eine Tagesreise in eine andere Stadt zu einer Ausstellung oder einer Tagung. Den dadurch bedingten Raubbau an meinem Körper nehme ich nicht gern in Kauf, aber manchmal kann ich es dennoch genießen. Das sind dann manchmal Tage, die mir zeigen, dass das Leben mich doch noch beschenkt. Wenn das gelingt, fällt es mir leicht, den Preis zu bezahlen. Auch wenn es nicht so ein Genuss wird, sage ich mir, dass ich gewisse Dinge einfach ab und zu trotz allem mal wieder probieren muss, einfach um sie mal wieder getan zu haben.

Was mir im Alltag hilft:

1. Routine
In einer Zeit, in der die Muskelschwäche mich besonders plagte und jeder Teller, den ich von A nach B tragen musste, die Gefahr eines

Zusammenbruchs oder eines Schmerzschubs in sich barg und solche Verrichtungen im Haushalt für mich eine ziemlich Qual waren, gewöhnte ich mir an, morgens als erstes die Küche zu machen. Also Spülmaschine einräumen, Flächen putzen, aufräumen etc. Es fiel mir immens schwer, aber es war die einzige Art, dieser Probleme Herr zu werden. Mit der Zeit ging es leichter, und ich konnte schließlich in meine Routine noch ein paar mehr kleine Haushaltsverrichtungen einbauen. Damit hatte ich einen wichtigen Teil meiner Selbstversorgung geregelt, ohne weiter darauf Gedanken verschwenden zu müssen. Routine ist ein Programm, das der Körper nach etwa 6 Wochen anfängt zu unterstützen. Ich habe das deutlich gespürt und profitiere immer noch davon. Wie klein die Schritte bei jedem für das Einführen einer Routine sein müssen, das kann nur das eigene Feedback-System beantworten.

2. Rationalisierungen

Als ich eine Weile nicht mehr in der Lage war, für mich einkaufen zu gehen, fing ich an mich für Lieferservice zu interessieren. Ich bekam einen Tipp für ein Biogemüse-Abonnement, das wöchentlich ohne Aufpreis Gemüse, Obst und Biowaren brachte. Dieses „Abo“ bekomme ich bis zum heutigen Tage. Neben der Entlastung mit dem Schleppen bringt es auch einen regelmäßigen kurzen freundlichen Kontakt und das gute Gefühl, Unterstützung zu erhalten.
Weitere Entlastungen erhalte ich durch Online–Bestellungen, z.B. von Drogerie-Artikeln oder auch speziellen Einzelbestellungen, je nachdem was anliegt. Wenn ich mich wohler fühle, kann ich immer noch einkaufen gehen. Es bleiben immer noch Dinge, die zu besorgen sind, aber ich fühle mich dabei freier, weil die Grundversorgung für einige Zeit auch so funktioniert.

3.Anrufbeantworter

Ich arbeite zuhause, ruhe zuhause und bin die meiste Zeit zuhause und bin nervlich sehr störanfällig. Ich sorge für meine Ruhebedürfnisse und eine Atmosphäre, in der ich mich konzentrieren kann, selbst. Ich habe keine Hemmungen mehr, den Anrufbeantworter nach Bedarf anzustellen oder auch das Kabel ganz auszustöpseln. Ich freue mich über Anrufe, - aber ich bestimme über meine Zeit selbst. Das verbessert meine Konzentration, meine Nerven und meine Beziehungen, denn niemand kriegt mich mehr total irritiert und genervt oder halb verschlafen an die Leitung.

4. Flexibilität

„Willst Du die Götter zum lachen bringen? Mach Pläne!“ Pläne platzen allenthalben. Das heißt nicht, dass nichts mehr geplant werden soll oder darf. Ich schreibe sogar wie jedermann und jedefrau Erledigungslisten, die mir meine kleinen Erfolgserlebnisse schwarz auf weiß bestätigen und nebenbei mein schwach gewordenes Gedächtnis entlasten. Aber im Zweifel bin ich selbst die Göttin, die die Pläne torpediert. Termine, die auch andere betreffen, halte ich normalerweise ein. Ich möchte auch verlässlich sein. Damit das geht, plane ich solche Dinge in größeren Abständen und ruhe mich vorher entsprechend aus. Strenge mit mir selbst habe ich mir zum großen Teil abgewöhnt. Ein entspannter Tag bringt mir das Optimum an Effektivität. An was ich am Tag dann gearbeitet habe oder worauf ich meine Energie gerichtet habe, das überlasse ich zunehmend meinem Unterbewusstsein, der inneren Führung. Ich peile eine grobe Richtung an, aber wenn es anders kommt, dann lasse ich mich überraschen. So schaffe ich oft mehr als ich erwartet habe. Und wenn eine Beschäftigung mir ein Flow–Erlebnis beschert, vergesse ich vorübergehend auch die Erschöpfung und jedes Pacing–Gebot. Denn davon zehre ich am längsten.

5. Monotasking

Schon für den normalen gesunden stressgeplagten Menschen unserer Zeit hat sich inzwischen herumgesprochen, dass das vielgerühmte „Multitasking", also mehrere Dinge gleichzeitig zu machen, letztlich nur dazu führt, dass nichts davon richtig gut gemacht wird.

Für mich ist das keine Frage mehr, sondern sowohl die Sache als auch ich profitieren eindeutig davon, wenn ich mich immer nur auf eine Sache zur Zeit konzentriere.

6. Kontrolle über meine Energien

Ein Grundmerkmal bei CFS/ME ist, dass man energetisch kaum Rücklagen hat, dass nach Anstrengung eine Phase strenger Erholungserfordernisse folgt, und dass unvorhergesehene Überforderung zu unabsehbaren Folgen der Verschlechterung führen kann. Für mich ist es daher von grundsätzlicher Bedeutung, die Kontrolle über den Enegieeinsatz in meinem Leben zu haben. Dazu gehören Terminplanungen, Rücksichtnahme bei Besuchen, sicherer Rückzugsraum, Respekt in Beziehungen.

7.Gelassenheit

Ich habe festgestellt, dass eine Grundhaltung der Gelassenheit sich durchaus kultivieren lässt. Es gibt immer Ereignisse, die stärker sind als dieses Leitprinzip und mich emotional durcheinander bringen, aber es hilft, mich immer wieder daran zu erinnern, dass ich nicht alles kontrollieren muss, und dass auch unerfreuliche Dinge sich im Nachhinein oft als das Beste heraus stellen können. Gerade das Loslassen einer Angelegenheit führt oft dazu, dass ihr Unterstützung zuwächst, wenn ich es nicht mehr erwarte. Und die Entspannung des Loslassens tut auf jedem Fall meinem Körper gut und hilft, mich wieder aufzutanken.

8. Abenteuer

Es geht nichts über ein anständiges Abenteuer! Dabei kann das Abenteuer schon im Kleinen bestehen, je nach Energielage ist vielleicht manchmal für mich ein Abenteuer, was andere im Schlaf machen. Darauf kommt es dabei nicht an. Es geht nur darum, auch eine Art Routine darin zu behalten, sich auszuprobieren. Einfach mal was Neues probieren, einen anderen Weg wählen, etwas Unvorhergesehenes tun oder geschehen lassen. Im Rahmen meiner Möglichkeiten. Aber mit einem kleinen Risiko. Das gibt mir das Gefühl, lebendig zu sein, und meine Grenzen werden automatisch überprüft. Außerdem hält das ein wenig Zufall in meinem Leben als Ressource aktiv – und mein inneres Kind freut sich über die Abwechslung.

Ankommen im Jetzt

Luca

Ich liege auf dem Rücken, zugedeckt, mit geschlossenen Augen. Ich nehme wahr, wie erschöpft ich bin, meine Schmerzen, die wirre, ruhelose Aktivität in meinem Hirn, viele Gefühle von Enttäuschung, Einsamkeit, Hilflosigkeit, vielleicht Wut, nicht-wahr-haben-wollen, Wünsche nach Aufbegehren, Sehnsucht nach mir, nach meinem alten Ich, meiner früheren Lebhaftigkeit, der Leichtigkeit meines Körpers. Ich nehme wahr, wie schwer es ist, das alles wahr zu nehmen, mich all dem überhaupt zu stellen. Der Widerstand gegen all diese Wahrheiten kann anwachsen, mich immer unruhiger machen, meine Erschöpfung übertönen, mich rast- und ruhelos machen. Ich widerstehe dem. Ich versuche, die Bedürfnisse meines Körpers zu erspüren. Ich versuche, meinem Körper die Liebe und Empathie entgegen zu bringen, die ich mir von anderen so oft wünsche und nicht immer bekomme. Das Unwohlsein steigert sich noch, ich kann es fast nicht mehr aushalten. Ich denke an all die Sachen, die liegen geblieben sind, und die ich jetzt alle unbedingt sofort machen müsste. Wäsche waschen, Rechnungen bezahlen, Dinge aufarbeiten, emails schreiben, den Abwasch erledigen, Dinge, die mir das Gefühl geben, noch irgendwie zu funktionieren, noch Teil dieser Gesellschaft zu sein, ein nützlicher Mensch, zumindest selbständig genug, um ohne Hilfe im Alltag zurecht zu kommen. Ich fühle meine Kopfschmerzen, als ob ich eine durchzechte Nacht hinter mir hätte, und Zweifel an meiner verbliebenen Intelligenz setzen meinem Kopfschmerz noch ein weniges hinzu. Ich spüre den Drang, all diesen quälenden Vergegenwärtigungen zu entkommen durch Geschäftigkeit, nur raus aus diesem Bett, aus dieser hilflosen Lage. Wahrnehmen was ist. Garnicht so einfach. Trotz allem hat mein Körper sich ein winziges bisschen erholt, während ich so da lag. Die Symptome sind nicht weg, als ich aufstehe. Aber meine

Stimmung ist ein winziges bisschen aufgehellt. Ich bin ein bisschen aufgeladen, habe etwas mehr Energie. Ich habe das Gefühl, ein bisschen was geschafft zu haben. Einfach nur da sein. Auftanken, ankommen im „Jetzt“, ankommen bei mir. Ein guter Plan. Ich will mich weiter mit mir vertraut machen, auch wenn ich jetzt ungeduldig war, da ist noch was anderes.

Stehen bleiben als Ziel, das ist ungewohnt. Anhalten, den Strom der hektischen Zeit der anderen vorbei fließen lassen, in eine Insel der Ruhe sinken, meine Zeit anhalten, sie mir nicht nur stundenweise stunden, mir Zeit schenken, mir meine Zeit nehmen. Die Zeit, die ich brauche. Liegen bleiben als Programm, halb beängstigend, halb verheißungsvoll, wie ein ganz privater Pakt. Eine Abmachung mit mir selbst, Frieden zu machen, mir Frieden zu schenken, mir einen Zeit-Raum zu schenken, mir selbst Aufmerksamkeit zu schenken und für mich zu sorgen. Ich bin da. Und ich bin für mich selbst da. Erwachse in meine eigene Autorität, auch für mein Wohlbefinden. Aber auch meine Symptome sind da. Meine Grenzen sind da. Ich leugne sie nicht mehr. Ich wüte nicht mehr gegen sie. Ich verberge sie nicht vor mir selbst. Ich respektiere sie als Mächte eigener Art. Mächte, die in meinem Jetzt eine Rolle spielen. Ob mein Jetzt irgendwann anders sein wird, ob ich freier sein werde von diesen Mächten, das kann ich nicht wissen. Wenn ich etwas plane, so plane ich sie ein. Ich rechne mit ihnen. Und ich beobachte sie. Wahrnehmen was ist. Ein System wahrzunehmen bedeutet schon, es zu verändern. Die Symptome „wahr zu nehmen“ und zu akzeptieren verändert die Situation. Es gibt noch mehr in mir als nur sie, doch ich denke sie nun zu allem hinzu. Als Faktoren wie jede anderen. Und was kommt jetzt, welche Gedanken tauchen auf: Wünsche, Bedürfnisse, Erinnerungen, Bilder, Träume. Die Zeit dehnt sich, biegt sich, bildet eine Zeitschleife und ich steige durch sie hindurch. Plötzlich dann, gerade vielleicht, wenn ich mich dem Tod manchmal näher fühle als dem Leben, wenn ich schwerelos durch alle Zeiten schwebe, tauchen Gedanken auf wie:

was möchte ich auf dieser Welt unbedingt erlebt haben? Was möchte ich wem gesagt haben? Was möchte ich auf keinen Fall verpasst haben? Was wollte ich im Innersten meiner Seele immer schon und habe mich damit nie richtig vor gewagt, nie ernst genug genommen? Oder auch: welchen kindlichen oder pubertären Spaß habe ich mir nie gegönnt? Welcher Genuss erschien mir immer zu albern, zu oberflächlich, obwohl er mich sehr glücklich machen würde? Ideen tauchen auf, Gesichter, Landschaften, Gefühle, Projekte. Vielleicht erkenne ich nicht sofort einen Weg, das, was ich erträume, auch umzusetzen. Vielleicht gibt es für manche Dinge überhaupt niemals einen Weg. Vielleicht aber zeigt sich irgendwann irgendwo doch ein ganz enger Tunnel, durch den ich durchkomme, zu einem innigen Traum, einer Liebe, der Verwirklichung eines Talentes, der Umsetzung einer Idee.

Inzwischen hat es viele solche Dinge gegeben für mich, kleine und größere, und es gibt sie immer noch. Ich glaube sogar, dass ich mich in einiger Hinsicht durch CFS/ME wirklich weiter entwickelt habe, indem ich mich um Dinge kümmere und bemühe, die mir näher am Herzen liegen als manches, was ich früher getan habe.

Ein besonderer Wunsch von mir war es zum Beispiel, mich mit Kunst zu beschäftigen, irgendeine Art Kunst selbst auszuüben. Nachdem ich angefangen habe, mich mehr dieser Seite von mir zuzuwenden, ergab sich daraus nach und nach auch eine neue Ressource für mein Leben, eine Trendwende. Worum es mir persönlich beim Träumen, Schreiben, Malen, Fotografieren, bei allen Formen kreativen Ausdrucks und kreativer Beschäftigung zunächst ging war: als Person trotz CFS/ME seelisch zu überleben. Ich habe immer darum gekämpft, trotz allem noch ich selbst zu sein, auch wenn ich kaum noch etwas von dem tun konnte, was ich mit meinen Vorlieben identifiziert habe. Kreativität ist für mich ein Weg, mich selbst zu spüren, zu artikulieren und durch Kommunikation mit mir selbst und anderen Entwicklung zu ermöglichen, nicht zu erstarren in einer Situation, in der

ich von den normalen Wegen persönlicher Entwicklung weitgehend abgeschnitten bin.
Das Leben ist immer, und das gilt für jeden Menschen, nicht nur für Kranke, ein unentwirrbares Zusammenspiel unterschiedlichster Aspekte und Einflüsse. Jeder Moment und jede Situation liefern Bilder für Deutungen aus verschiedensten Blickwinkeln und bilden Beweismaterial für ganz unterschiedliche Theorien. Für manchen mag darin eine Quelle für Angst und Verwirrung liegen, für andere eine Quelle für Poesie, Geheimnis und Inspiration. Das ist der Zauber der Kreativität. Der Kuss der Muse. Was wir daraus machen liegt bei uns. Wir können uns von der Muse verführen lassen, uns verzaubern lassen von dem, was auftaucht, was uns überrascht, was wir nicht verstehen können. Oder wir können uns davon nieder drücken lassen, dass immer etwas fehlt, was die Welt rund macht, was die anderen erwarten, was wir bringen und können sollen, wie wir sein sollen. Niemals werden wir verhindern können, dass andere uns anders sehen und unser Verhalten anders, oft negativer, werten als wir selbst. Der Trick besteht darin, zu lernen, das zu akzeptieren. Und trotzdem das zu tun, so zu sein, wie wir wirklich sind. Aus dem einzigen Grund, so lebendig und so sehr wir selbst zu sein wie möglich. Als CFS/ME-Patienten werden wir oft genug mit Demütigung und Ausgrenzung malträtiert. Demütigung ist das Gegenteil von Liebe. Ohne Liebe können wir weder seelisch atmen noch uns weiter entwickeln. Kreativität und Kunst geben mir die Möglichkeit, mein Ich und die Liebe zu mir selbst zu stärken. So ist auch die Veröffentlichung eigener Texte in diesem Buch für mich auch Arbeit an mir selbst, an meiner inneren Freiheit, an meinem Entwicklungspotential.
Vor allem aber geht es für mich darum, das Leben von einer poetischen Seite zu sehen. Kunst und Kreativität sind für mich viel mehr eine Haltung als eine Quelle von Produkten. Die Produkte stellen sich ein, ich kann mich an ihnen erfreuen, mit ihnen zugleich die Vergangenheit zum Abschluss bringen, mich dem nächsten Moment öff-

nen, ihn wieder in Kontakt mit eigenen Elementen bringen, ich tauche ein in einen Prozess der Überraschungen. Der eigenen Kreativität die Tür zu öffnen hat etwas damit zu tun, sich selbst und dem eigenen Geheimnis die Tür zu öffnen, der Uneindeutigkeit und geheimnisvollen Schönheit der eigenen Identität und des Lebens Platz zu geben, sie anzuerkennen als eigene Größen von Wert. Dem Staunen Platz zu machen. Sich selbst als einen Teil des Ganzen zu begreifen. Und das Ganze als einen Teil des eigenen Selbst.

Last but not least: was wirklich zählt, auf unserem Weg durch diese Welt, das lässt sich überhaupt nicht beantworten. Vielleicht sollen wir uns weiter entwickeln, vielleicht ist es auch nicht so wichtig. Vielleicht sollen wir etwas zuwege bringen, vielleicht geht es darum aber auch nicht. Vielleicht zählen Beziehungen, Menschen, die Liebe. Wir wissen es nicht. Vielleicht zählt Aufmerksamkeit. Vielleicht Glaube, Berührung mit der Transzendenz. Vielleicht zählt ein Schmerz, den ich ausgehalten habe, vielleicht, dass mich jemand lieben darf. Vielleicht führt jede Entwicklung am Ende nur wieder zurück zum Augenblick. Einem Augenblick des Glücks, den ich ganz für mich bewahre. Vielleicht zählt ein Bild. Vielleicht eine Blume, die ich gesehen habe, der Flügelschlag eines Vogels, den ich wahrgenommen habe, ein Gefühl der Wehmut, das mich plötzlich überwältigt hat, ein Moment des Friedens.

Ankommen im Jetzt ist kein einmaliges Ereignis, kein abgeschlossener Prozess. Ich lasse mich los, ich schwärme aus, verliere mich in allen Zeiten, in verborgenen Räumen, ich gehe durch den Spiegel und erforsche die Welt, die sich mir dort öffnet, ich schweife gedanklich aus und lasse mich durch Gefühlsschwaden treiben. Dann schwemmt es mich zum Augenblick zurück, und ich nehme wahr was ist. Jetzt. Und komme nachhause. Zu mir.

Einen Vortrag oder ein Konzert
mit so vielen Pausen
auszustatten
wie sie für mich
nötig wären
würde jeden Fluss zerstören,
jede Atmosphäre
erst gar nicht aufkommen lassen.
Also anders.
Was wäre überhaupt
realistisch?
Was ist
mir wichtig?

Tarrasch

10. Kapitel: Träume und Leben – leben und träumen

Austausch und Erfahrung: Träumen erlaubt - Barrierefrei bei CFS/ME?

Luca:

Mich beschäftigt gerade die Frage: was bedeutet eigentlich der Begriff „Barrierefrei“ im Zusammenhang mit CFS/ME - oder was könnte er bedeuten?
Behindertenverbände fordern seit langem barrierefreie Gestaltung von Gebäuden, Veranstaltungen und öffentlichen Räumen. Für Rollstuhlfahrer gibt es Rampen, spezielle Eingänge, Aufzüge und Toiletten. Bei Treffen von oder mit Gehörlosen werden Gebärdendolmetscher bereit gestellt, in der Innenstadt finden sich vielerorts spezielle Blindenschrift-Schilder und Ampeln geben inzwischen auch akustische Signale, damit auch Blinde sie nutzen können. Welche Barrieren haben wir eigentlich in unserem Leben, die uns hindern, teilzunehmen an Veranstaltungen, an Mitwirkungsmöglichkeiten, am öffentlichen Leben? Was fällt Euch dazu ein? Wie würdet Ihr das beschreiben?

Tarrasch:

Das Thema finde ich sehr interessant. Ich dachte zuerst, es müsste relativ einfach sein, zum Beispiel eine Veranstaltung in Gedanken so umzugestalten, dass die Bedingungen auf mich passen würden und ich daran teilnehmen könnte, selbst wenn es in der Praxis nicht umzu-

setzen wäre. Bald merkte ich jedoch, dass es mit diesem Ansatz nicht gehen kann. Einen Vortrag oder ein Konzert mit so vielen Pausen auszustatten, wie sie für mich nötig wären, würde jeden Fluss zerstören, jede Atmosphäre erst gar nicht aufkommen lassen. Also anders. Was wäre überhaupt realistisch? Was ist mir wichtig?
Da fallen mir ein: Sitzmöglichkeiten sollten vorhanden sein, kein langes Stehen erforderlich. Eine wichtige Hilfe im Alltag wäre für mich erst mal Pünktlichkeit. Pünktlichkeit bei Beginn und Ende, auch bei Terminen sind mir wichtig. Das gilt für die Arztpraxis, bei der ich bestellt bin genauso wie für Veranstaltungen, bei denen ein Zeitplan vorgegeben ist. Auch Zuverlässigkeit gehört dazu. Mir ist wichtig zu wissen, von wann bis wann etwas geplant ist. Dadurch kann ich entscheiden, ob ich überhaupt teilnehmen kann. Unangenehm ist es mir manchmal, danach zu fragen, da das meistens so aussieht als könnte ich das Ende nicht abwarten. Bei Veranstaltungen sind viele Pausen nötig. Grelles Licht ist schlecht, große Lautstärke ebenfalls. Stimmengewirr, nebenher Musik, Hektik, Unruhe, zu schnelles Reden, ist alles nicht gut. Die Möglichkeit, zwischendurch aufzustehen und umher zu laufen sollte gegeben sein. Parfums, Düfte, Lacke, Kleber können meinen Zustand verschlimmern. Beim Einkaufen stört mich die ständige Beschallung. Ich empfinde es als Lärm. Dazu kommen noch die vielen anderen Geräusche und Gerüche. Die Konzentration lässt nach und weitere Begleiterscheinungen kommen hinzu, worauf ich dann so schnell wie möglich das Weite suche.
Die Möglichkeiten, über das Internet etwas zu bestellen, finde ich sehr hilfreich. So entfallen mühsame Wege. Ein richtiger Einkaufsbummel aber wäre wesentlich schöner. Hier weiß ich nicht, wie ich das für mich möglich machen könnte. Was einkaufen, ja. Umherstreifen oder auch längere Einkäufe, nein. Hinweise auf die Verwendung von Lösungsmitteln, wenn gerade was gereinigt oder gestrichen wird oder wurde, wären wichtig. Da ging es mir vor wenigen Wochen in einem Krankenhaus (!) so, dass ich den entsprechenden Wartebereich

verlassen musste, weil wenige Schritte entfernt eine Grundreinigung des Fußbodens stattfand, die derart extrem roch, dass ich mit einer ganzen Menge Symptome reagierte. Da kann ich mir nicht vorstellen, dass es, noch dazu in einem Krankenhaus, so wenige Leute geben soll, denen das nichts oder nur wenig ausmacht. So etwas sollte dann über Nacht oder bei möglichst wenig Publikumsverkehr stattfinden. Jedenfalls wäre mir ein Hinweis auf bestimmte Stoffe hilfreich, denn immer wieder gibt es Räume, in denen ich mich nicht lange aufhalten kann. Da die möglichen Ursachen von Ausdünstungen aber so vielfältig sind, wäre es ein Anfang, bei Publikumsverkehr keine Lackierungen, Reinigungen etc. durchzuführen.
Besonders entscheidend ist die Dauer einer Sache! Da kann etwas gut anfangen und nach einer gewissen Zeit wird es zäh, zäher … aus! Und wenn es noch so sehr begeistert. Einmal stand ich bei einer Bundesligabegegnung im Schach als Zuschauer direkt am Brett des jetzigen Weltmeisters Vladimir Kramnik. Ohne Absperrung. Einfach so. Für mich als Schachspieler das Ereignis! Durch das Stehen nahmen die Schmerzen zu. Hinter mir standen die Leute schon in Dreierreihen, nur um einen Blick auf das Brett zu erhaschen. Wenn ich jetzt weiche, werde ich nicht mehr in diese Position kommen. Durchhalten. Warum ziehen die denn nicht? Ich halte weiter aus. Die Spieler scheinen endlos Zeit zu haben. Dann konnte ich nicht mehr durchhalten, auch das Interesse an der Partie war gewichen. Ich saß entfernt vom Tisch, auf einer kleinen Mauer, und versuchte mich zu erholen. Die Partie wurde noch sehr spannend und bestimmt freute sich jemand, einen ganz besonderen Platz ergattert zu haben. Ich hingegen war schließlich sogar froh, mich zumindest so weit erholt zu haben, dass ich den Heimweg antreten konnte. Die Partie lief noch. Wehmut kam erst später, als es mir wieder besser ging. Soviel für die „Behandler“, die meinen, man müsse nur wollen. Gründe für's Nicht-Wollen fallen mir in dieser Situation jedenfalls keine ein.

Luca:

Wäre „Barrierefreiheit für Gesunde“ vielleicht schon mal ein Anfang, das Leben auch für CFS/ME-Kranke erträglicher zu gestalten? Im Grunde brauchen wir doch vieles, was das Leben einfach menschlicher, freundlicher, gesünder, stressfreier gestalten würde.
Ich habe vor Jahren mal mit einer Bekannten darüber geredet, dass sie auf der Suche war nach einer Oase in der Stadt. Irgendein Ort zum auftanken. Könnte das nicht jeder im Alltagsstress mal gebrauchen? Wären unsere Städte nicht um einiges schöner und anheimelnder, wenn es Orte gäbe, wo man sich in ruhiger Atmosphäre mal hinlegen kann? Ein Brunnen plätschert vor sich hin, leise Musik beruhigt, nur Flüstern ist erlaubt, man kann lesen, Tee trinken, träumen in guter rauchfreier Luft und angenehm temperierter Atmosphäre, aah! Würde man dafür nicht sogar Eintritt zahlen?

Laurie:

Wenn ich einen Wunsch hätte, dann den, dass CFS/ME hier die Anerkennung als Krankheit bekommt, die seiner Schwere entspricht! Ich würde mir wünschen, dass es ausreichte, jemandem zu sagen „Ich habe CFS/ME.“ Das müsste alles erklären. Warum ich nicht arbeite, warum ich so langsam laufe, warum ich nicht mehr so schlank und fit bin wie früher, warum ich Schmerzen habe, die kaum zu ertragen sind, warum ich viel schlafe und immer immer todmüde bin. Warum ich vielleicht nicht krank aussehe aber trotzdem behindert bin. Das wünsche ich mir!

Indian Summer.
Etwas glüht noch in mir.
Ich bin am Leben.
Bin da.
Trotz allem.
Jetzt.

Luca

Trotz allem

Luca

Ich weiß den Namen der Blume nicht. Weiß nicht mal die genaue Bezeichnung dieser Farbe, dieses Rot-Tons, der etwas ins Lila spielt, ein leuchtendes Rot, ein erotisches Rot, beinahe schon ordinär in seiner intensiven Leuchtkraft. Die Blüten sehen aus wie aus Plüsch und erinnern so fast noch mehr an Bordelle. Doch weist ihre spitzige Form, die Strenge ihrer aufrechten Haltung derlei Unterstellungen kühl zurück. Als ich die Blume sehe, in den eng gedrängten Pflanzenregalen vor dem Supermarkt, inmitten der immer noch brütenden Hitze, kann ich nicht mehr an ihr vorbei gehen. Sie wandert in meinen Wagen. Nein, es ist nicht die erste Blume, die ich mir heute kaufe, die erste war blau, ein Blau, das leicht ins Violett spielt, eine kleinwüchsige Ponpon-Dahlie, die ich mochte, ein harmloses Blau, noch den Gedanken an Wasser und die Heilkraft von Blauviolett im Kopf, doch es ist heute der erste Tag, an dem ich mir Blumen kaufe, überhaupt Blumen, seit Solomon verschwunden ist, der Sonne entgegen, seinem Glück entgegen oder seinem Unglück, ich werde es niemals wissen. Nun also. Nun war erst die erste Blume blau, aber es bleibt nicht bei der blauen Blume, die blaue Blume gibt es nicht, die Blume, die für das ersehnte, unerfüllbare, undenkbare, das letzte, das vollkommene Glück steht, das große ewige Geheimnis, das letzte Rätsel, nein, die blaue Blume nicht, aber diese blaue Blume, diese harmlose, adrette kleine Dahlie, die gibt es, inzwischen auf meiner Flurkommode, also es ist nicht die erste Blume seit damals, seit Sol verschwunden ist, aber am ersten Tag seit damals, und es ist die Blume, die einen Schritt weiter geht, diese hier ist eine Versuchung, eine Verheißung, dieses Puff-Rot, dieses tropische Strahlen, ein Aufbruch, den ich in meiner Hand halte, für 99 Cent Mut und flammendes Leben.

Ich fahre sie durch den Supermarkt, meine tropische Verheißung und an der Kasse weiß der Verkäufer den Preis nicht, und ich habe ihn auch vergessen und laufe nach draußen um ihn nachzuschauen, drehe mich um, laufe zurück und in ein paar Augen, unversehens. Ich weiche aus, sage nichts, bin einen Moment orientierungslos, nicht überrascht, doch überrascht, aber ich lächle nicht, entschuldige mich nicht, ich bemerke nicht, dass ich den Unfall verursacht habe, wie ein Unfall, so war es, doch ich registriere es nicht, nur dass ich einem Mann unversehens zu nah gekommen bin. Er schaut mich an, als ob er es gewollt hätte, als ob er es nicht erwartet hätte, aber er reagiert nicht, wie ich, wusste nichts davon, dass ich mich plötzlich umdrehen, auf ihn zustürzen würde, so begegnen wir uns kurz, vollkommen ungeschützt, und ich gehe vorbei und weiß nicht mehr wie er aussah, doch blauäugig, blond, kleiner als ich, nicht mein Typ, denke ich, und bin doch überrascht über die Intimität, die ich unfallhaft aufgeschnappt, verursacht, mitgenommen habe.

Meine rote Blume. Ich schleppe alles zum Fahrrad, in den Korb, und ich nehme den Abschneider durch den Holzbetrieb, der Platz ist leergeräumt, die Baumstämme nur am Ende aufgestapelt, am Ende des Platzes, des weißen lang gestreckten Zementweges entlang der Holzverarbeitung, an den Schienen entlang, zwischen den Bäumen hindurch, die Strommasten werfen lange Schatten, die Farben leuchten und der Himmel ist hellblau durchscheinend, von dieser schimmernden tropischen Qualität, und die Hitze des Tages hängt noch über dem Platz, in meinen Kleidern, der Fahrradsattel glüht unter meiner Hand, ich führe das Rad über den leeren Platz, spüre den Holzstaub unter meinen Schuhen, und plötzlich weiß ich, warum es so heißt:

Indian Summer. Es ist das Licht. Ich kenne dieses Licht, das auf Bougainvilleen scheint, sie zum Glühen bringt, in derselben Farbe wie meine Blume im schaukelnden Fahrradkorb vorn am Lenker. Ich weiß ihren Namen nicht. Ich weiß nicht mal die genaue Bezeichnung dieser Farbe, dieses Rot-Tons, der etwas ins Lila spielt, ein leuchten-

des Rot, beinahe schon ordinär in seiner intensiven lebendigen Leuchtkraft.
Ich bringe sie nachhause und stelle sie auf wie eine Laterne. Beinahe kann ich die hupenden Autos in den Straßen von Bombay hören. Indian Summer. Etwas glüht noch in mir. Ich bin am Leben. Bin da. Trotz allem. Jetzt.

Nachwort und Dank

Tarrasch, mit bürgerlichem Namen Jürgen Buck, verstarb kurz nach Ende des Schreibprojektes. Sein Tod kam überraschend, unvorhergesehen. Eines Morgens wachte er nicht wieder auf. Ob seine Todesursache eine Folge seiner Grunderkrankung war, ist medizinisch nicht geklärt. Den Angehörigen möchte ich danken dafür, dass sie meinem Projekt Vertrauen geschenkt haben. Ich bin froh, seine Beiträge hier zeigen zu können. So bleibt er ein wenig bei uns.

Ich danke auch allen anderen, die mitgemacht haben. Ich danke außerdem denen, die meine Texte gegen gelesen haben und mir mit ihrem Feedback geholfen haben, das richtige „Mischungsverhältnis" von Hintergrund–Information und Erfahrungsberichten zu finden. Besonders danke ich Regina Clos für ihre kritischen Kommentare und hilfreichen Hinweise sowie ihre Unterstützung speziell hinsichtlich der Übersetzungen. Ich danke Bruce Campbell für die Erlaubnis, aus seinem Buch „Recovery from Chronic Fatigue Syndrome: One Person's Story" übersetzte Zitate zu zeigen.

Zur Darstellung meiner eigenen Erfahrungen als Betroffene bin ich selbst als Teilnehmerin am Schreibprojekt in das Pseudonym Luca geschlüpft. Das Projekt hat mir wertvolle Erfahrungen, Lern- und Erkenntnisprozesse gebracht und mich auch besser verstehen lassen, wie sich die Erkrankung für Angehörige und Freunde auswirkt.

Ich danke allen, die mich in dieser Zeit begleitet und unterstützt haben. Vor allem danke ich Sabine Engel und einem Freund, der nicht namentlich genannt sein möchte, für ihre unermüdliche Motivation, Ermutigung und psychische Unterstützung, die mir immer wieder Kraft gegeben haben, wenn Zweifel, Schwierigkeiten und sonstige Widrigkeiten überhand zu nehmen drohten. Ich danke meinen Eltern.

Anhang:

Literaturverzeichnis:

Action for ME, Hrsg., *Pacing: Aktivität und Ruhe in Balance bringen*, in deutscher Übersetzung erschienen als Broschüre Nr. 14, Schriftenreihe Informationen Konzepte und Erfahrungen des Fatigatio e.V.

Bauer, Franz, *Der große Ratgeber für Behinderte und Pflegebedürftige,* Neuauflage Februar 2005 bei Econ

Bell, David S., *Die Behandlung von CFS bei Kindern und Jugendlichen,* Übersetzung Katrin Frey, in deutsch erschienen im Rundbrief des Fatigatio e.V. Nr. 9 April 2001

Bell, David S., Robinson, Mary Z., Pollard, Jean, Robinson, Tom und Floyd, Bonnie, *A Parent's Guide To CFIDS: How to Be an Advocate for Your Child with Chronic Fatigue Immune Dysfunction Syndrome,* 1999, Haworth Medical Press

Berg, P.A., *Chronisches Müdigkeits-und Fibromyalgiesyndrom,* 2. ü.a. und erg. Auflage © Springer Verlag , Berlin Heidelberg 1999,2003

Bielefeldt, Frauke, *Wie ein Schmetterling im Käfig,* 2005 Gerth Medien GmbH, Asslar

Binz, Dr. med Peter, *Schadstoffe und Umweltmedizin – diagnostische und therapeutische Ansätze,* http://www.mcs-cfs-initiative.de/html/vortrage.html

Burne, Jerome, *Is this the cure for ME?*, By Daily Mail, 16.5. 2006;

Campbell, Bruce F. Ph D., *Chronisches Erschöpfungssyndrom (CFS) – Zehn Strategien für einen besseren Umgang mit CFS,* Schriftenreihe Informationen Konzepte und Erfahrungen, Fatigatio e.V., deutsche Übersetzung von Regina Clos, Originaltitel: „Ten Keys to Successful Coping", erschienen auf: http://cfidsselfhelp.org

Campbell, Bruce, Ph.D., *The CFIDS & Fibromyalgia Self-Help Book – A Self-Management Program for Chronic Fatigue Syndrome and Fibromyalgia, mit einem Vorwort von Charles Lapp,* 2003

Campbell, Bruce Ph.D., *Recovery from Chronic Fatigue Syndrome: One Person's Story,*
zu finden unter: http://www.recoveryfromcfs.org/recovery.pdf

Carruthers, Bruce M., van de Sande, Marjorie I., *Myalgic Encephalomyelitis/ Chronic Fatigue Syndrome: A Clinical Case Definition and Guidelines for Medical Practitioners - An Overview of the Canadian Consensus Document*, , http://www.mefmaction.net/documents/me_overview.pdf

Centers for Desease Control and Prevention (CDC, oberste Gesundheitsbehörde der USA), *CFS Toolkit: Orientierungshilfen zum Umgang mit CFS*, deutsche Version unter www.cfs-portal.de, herausgegeben im englischen Original "Toolkit: Fact Sheets for Healthcare Professionals" von den Centers for Desease Control and Prevention im Juli 2006 unter www.cdc.gov/cfs/toolkit.htm

CFIDS Association of America, *Die Öffentlichkeitskampagne der CFIDS Association of America „SPARK!",* Auszüge aus der Website der CFIDS Association, in denen die Kampagne vorgestellt wird, Übersetzung von Regina Clos, in deutsch erschienen auf www.cfs-aktuell.de

CFIDS Association of America, *Patent Application for CFS Diagnostic Test*, http://www.cfids.org/cfidslink/2006/application.asp

CFS Research Review, *ME/CFS bei Kindern und Jugendlichen: eigene Falldefinition und diagnostisches Instrumentarium entwickelt* aus „The CFS Research Review – Spring 2007" Übersetzung von Regina **Clos**, erschienen auf http://www.cfs-aktuell.de als Artikel des Monats Oktober 07 Teil I

Clos, Regina, *Biomarker für CFS gefunden?*, Artikel des Monats Februar 2006 Teil II, zu finden auf: http://www.cfs-aktuell.de

Clos, Regina, *Studien belegen Symptomverstärkung bei CFS durch körperliche Belastung* erschienen auf www.cfs-aktuell.de als Artikel des Monats Juli

Clos, Regina, *Infrarot-Spektroskopie als vielversprechendes Diagnoseverfahren für CFS?-Bericht über den Artikel von Akikazu Sakudo et.al.*, http://www.cfs-aktuell.de/september06_1.htm Originalartikel:"Spectroscopic diagnosis of chronic fatigue syndrome by visible and near-infrared spectroscopy in serum samples" von Akikazu Sakudo, Hirohiko Kuratsune et.al.

Clos, Regina, *Tagung zu ME/CFS Dezember 2001 in Sydney (Australien), Dokumentation der Alison Hunter Memorial Foundation erschienen,* CFS-Forum 16/17 2003, hrsgg. v.Fatigatio e.V.

CFS/ME Arbeitsgruppe, *Ein Bericht der CFS/ME Arbeitsgruppe, Bericht einer unabhängigen Arbeitsgruppe an den Chief Medical Officer des Britischen Gesundheitsministeriums,* Januar 2002, (bekannt unter „CMO-Bericht") Deutsche Übersetzung von Regina Clos und

Michael Sobetzko, 2003 erschienen auf http://www.cfs-aktuell.de/CMO-Report.htm
Siehe auch unter: http://www.cfs-aktuell.de/cmo-report%20Endfassung.pdf

Culbert, Dr. Michael, *CFS Das chronische Müdigkeitssyndrom*, 1993 Waldthausen Verlag Ritterhude

David, Sarah, *Wenn Patienten nicht geglaubt wird:Psychiatrische Fehldiagnosen und ihre Auswirkungen*, in: "Alles (nur) psychisch?", Broschüre Nr.6 des Fatigatio e.V., Übersetzung ins Deutsche von Petra Dönselmann und Anne Fink

DEGAM, Deutsche Gesellschaft für Allgemeinmedizin und Familienmedizin e.V. (Hrsg.), Donnerhof-Banzhoff, N., Baum, M., Maisel, P., Dörr., C. (Autoren), "Leitlinien Nr. 2 Müdigkeit", erschienen 2002 bei Omikron Publishing, (insbesondere siehe unter 3.7 : Chronisches Müdigkeitssyndrom (CFS), auch auf: http://www.cfs-info.de/cfs-info/diagnose/artikel/degam-leitlinie)

Demeirleir, Kenny und Engelbienne, Patrick, *Chronic Fatigue Syndrome: A Biological Approach*, 2002 CRC Press Inc.

Dorrestein, Renate, *Heute ich- morgen du,* 1996 Bastei Lübbe Verlag

Duff, Kat *Social Effects of Chronic Disorders,* in: Handbook of chronic fatigue syndrome, editors Leonard A. Jason, Patricia Fennell, Renée R. Taylor, 2003 by John Wiley & Sons, New Jersey and Canada

Fennell, Patricia A., *Die Erfahrung an CFS/CFIDS erkrankt zu sein – Das Vier-Stadien-Modell* Übersetzung von Petra Dönselmann, Anne

Fink, Andrea Noll, in: „Leben mit CFS“, Nr.4 der Schriftenreihe des Fatigatio e.V. Original erschienen als „A systematic, Four-Stage, Progressive Model for Mapping the CFIDS Experience“ in „The CFIDS Chronicle”, Zeitschrift der amerikanischen CFIDS Association (Ausgabe Sommer 1993)

Fukuda et. al, *Chronic-Fatigue-Syndrom (CFS) - Ein integrativer Definitions-und Forschungsansatz*
Keiji Fukuda, MD, MPH; Stephen E.Strauss, MD; Ian Hickie, MD, FRANZCP; Michael C. Sharpe, MRCP, MRC Psych; James G. Dobbins, PhD; Anthony Komaroff, MD; and the International Chronic Fatigue Syndrome Study Group
Originaltitel: "The Chronic Fatigue Syndrome: A Comprehensive Approach to Its Definition and Study"; Annals of Internal Medicine 1994; 121; 953-959. Deutsche Übersetzung: G.M. Metzen/ H.-M. Sobetzko, Ärzte http://www.cfs.virtuga.com/def.htm

Gerberding, Dr. Julie, McCleary,Kim, Agwunobi, John, Komaroff, Dr. Anthony, Klimas, Dr. Nancy, Ryan, Adrianne, Reeves, Dr. William, *Skriptübersetzung: Gemeinsame Pressekonferenz der Chronic Fatigue and Immune Dysfunction Syndrome Association of America (CFIDS Association of America) und der Centers for Disease Control and Prevention anlässlich der Öffentlichkeitskampagne zum Chronic Fatigue Syndrom am 3. November 2006 im Nationalen Presseclub*, Übersetzung von Regina Clos, Fundstelle: http://www.cfs-aktuell.de, Artikel des Monats Januar 2007;
Originaltitel der englischen Version: Press Conference - The Chronic Fatigue and Immune Dysfunction Syndrome Association of America and The Centers For Disease Control and Prevention Press Conference at The National Press Club to Launch a Chronic Fatigue Syndrome Awareness Campaign – November 3, 2006, 10 a.m. et Speakers: Gerberding, Dr. Julie, McCleary,Kim, Agwunobi, John,

Komaroff, Dr. Anthony, Klimas, Dr. Nancy, Ryan, Adrianne, Reeves, Dr. William Fundstelle: http://www.cdc.gov/od/oc/media/transcripts/t061103.htm

Footman, Jacqui, *Chronic Fatigue Syndrome: A Natural Way to Treat M.E.,* Hammersmith Press Ltd, 2005. - Buchbesprechung von aus dem Englischen von Regina Clos, http://cfs-aktuell.de/april06_1.htm

Gill AC,Dosen A,Ziegler JB, *Chronic Fatigue Syndrome in Adolescents: A Follow-up Study,* Journal: Arch Peiatr Adolesc Med. 2004 Mar; 158(3):225-9

Government of South Australia, Human services, The University Of Adelaide, Adelaide Western Division of General Practice, CFS/ME Society INC., Forget ME not, (Hrsg.) *Leitfaden ME/CFS, Myalgische Enzephalopathie (ME)/ Chronic Fatigue Syndrom (CFS), Ein Leitfaden für Ärzte – Ein Leitfaden zur Diagnose und Behandlung des ME/CFS für den Arzt in der Praxis* ; Übersetzung aus dem Englischen von Regina Clos, Fundort der deutschen Übersetzung: http://www.cfs-aktuell.de

Habets, Dr. Leo, Bieger, Dr. Wilfried, Berg, Prof. Dr. P.A., *Stellungnahmen zum „Biomarker bei CFS"*, CFS Forum Nr. 8/9 (1997/98) des Fatigatio e.V.

Harmon, Marcia, *Umgang mit Wut und Ärger,* Übersetzung von Regina Clos,
erschienen auf: http://www.cfs-aktuell.de ; Orginaltitel: „Managing Anger", erschienen in „The CFIDS Chronicle" im Frühjahr 2004

Harrison, Tanya, *Meine Geschichte,* Übersetzung von Anne Fink, CFS-Forum Heft 3 / 4 1996 Fatigatio e.V., zur BRAME Kampagne siehe „Vergesst und nicht!“, CFS-Forum Heft 8 / 9 1997/1998 Fatigatio e.V. unter „Internationale Selbsthilfe, S. 51, außerdem: http://www.brame.org

Hilgers, Arnold und Hoffmann, Inge, *CFS - Chaos im Immunsystem*, 1994 Gustav Lübbe Verlag GmbH, Bergisch Gladbach

Höck, Dr. med A.D., *Diagnostik und Therapie der Fibromyalgie und des Chronic Fatigue Syndroms,* http://www.mcs-cfs-initiative.de/html/vortrage.html

Hunter, Alison, *Adolescent Perspectives on CFS*, International Meeting on Chronic Fatigue Syndrome 18-20 May 1994 Dublin Ireland, http://www.ahmf.org/speech.html

Hunter, Alison, *Forget M.E. Not,* http://www.ahmf.org/forgetmenot.html

Immune Support, by Editor, *A Herpes Drug May Make Energy Soar for Chronic Fatigue Syndrome Patients,* 05-25-2006, http://www.immunesupport.com/library/showarticle.cfm?ID=7152

Ionescu, Dr. John G., *MCS/CFS/Fibromyalgie – Ursachenforschung und neue Behandlungswege,* http://www.mcs-cfs-initiative.de/html/vortrage.html

Jason, Leonard A., Fennell, Patricia, Taylor, Renée R., Hersg., *Handbook of Chronic Fatigue Syndrome,* 2003 by John Wiley & Sons, New Jersey and Canada

Jason, Leonard und Porter, Nicole, *CFS bei Kindern und Jugendlichen,* Übersetzung von Regina Clos, erschienen auf: http://www.cfs-aktuell.de als Artikel des Monats Oktober 07 Teil II

Johns, JoWynn, *Living Within My Envelope: A How-To Story* March/April 1999 CFIDS Chronicle, the magazine of the CFIDS Association of America., mit einer Aktualisierung auch zu finden auf: http://www.cfidsselfhelp.org/artcl_success_jwj.htm

Johnsons, Cort *Der Infektionszusammenhang"*, Übersetzung von Regina Clos, in deutsch erschienen auf www.cfs-aktuell.de als Artikel des Monats September 07 Teil I

Kerr, JR et.al., *Gene expression in peripherel blood mononuclear cells from patients with chronic fatigue syndrome* Journal of Clinical Pathologie 2005, 2005 BMJ Publishing Group Ltd. & Associations of Clinical Pathologists

Kiehl-Krau, Ingrid, *Der Riese mit den schweren Schuhen,* 2000 Verlag Ingrid Kiehl-Krau

Kiehl-Krau, Ingrid, und Sobetzko, Hans-Michael, *Man muss sich Sisiphus lächelnd vorstellen,* erschienen 1998 Verlag Ingrid Kiehl-Krau

Komaroff, Dr. Anthony, *Was ist die Ursache des CFS?*, übersetzt von Regina Clos, in deutsch erschienen auf www.cfs-aktuell.de als Artikel des Monats Juli 06 Teil I

Komaroff, Anthony, *Skriptübersetzung: Zusammenfassung der 8. Internationalen Konferenz zu Chronic Fatigue Syndrom, Fibromyalgie und verwandten Erkrankungen (IACFS/ME – Konferenz 2007) vom 10.-14. Januar 2007 in Fort Lauderdale, Florida*, Übersetzung von Regina Clos http://www.cfs-aktuell.de/april07_1.htm Originalrede von Dr. Komaroff: http://www.instatapes.com/IACFS/06/player.HTM IACFS = International Association for Chronic Fatigue Syndrome

Kübler-Ross, Elisabeth, *Interviews mit Sterbenden*, erschienen im Kreuz-Verlag 1969, im Original erschienen unter „On Death and Dying“, im Verlag The Macmillan Company, New York

Kuklinsky, Dr. med. Bodo, *Praxisrelevanz des nitrosativen Stresses*, http://www.mcs-cfs-initiative.de/html/vortrage.html

Lange, Gudrun, Ph.D., *Ist CFS eine Erkrankung des Gehirns?*, Übersetzung aus dem Englischen von Regina Clos,http://www.cfs-aktuell.-de/juli06_2.htm

Lapp, Charles W., *Bericht über die 8. Internationale Konferenz zu Chronic Fatigue Syndrom, Fibromyalgie und verwandten Erkrankungen*, , Übersetzung Regina Clos, erschienen in deutsch auf www.cfs-aktuell.de als Artikel des Monats November 07

Mayer, Wolfgang und Bieger, Dr. med. habil Wilfried, *Diagnostik von chronischen Multisystemerkrankungen/ Chronic Multisystem Illnesses*, Journal für Orthomolekulare Medizin 11; 4/ 2003

McIntyre, Dr. Anne, Hrsg., *ME/CFS bei Kindern und Jugendlichen,* Übersetzung des Originalberichtes unter dem Titel *„Childhood ME“*, vom Fatigatio e.V. übersetzt und hersgg als Broschüre Nr. 9 in der Reihe Informationen, Konzepte, Erfahrungen

Myhill, Sarah, MD, *CFS is Heart Failure Secondary to Mitochondrial Malfunction,*
http://www.immunesupport.com/library/showarticle.cfm/id/7495

Nicolson, GL and Ellithorpe, R., *Lipid replacement and antioxidant nutritional therapy for restoring mitochondrial function and reducing fatigue in chronic fatigue syndrome and other fatiguing illnesses*. Journal of Chronic Fatigue Syndrome, 2006, 13, 1, 57-68.

Okada T, Tanaka M, Kuratsune H, Watanabe Y, Sadato N., *Mechanisms underlying fatigue: a voxel-based morphometric study of chronic fatigue syndrome*. BMC Neurol 2004; 4:14.

Pall, Martin L., *Das Chronic Fatigue Syndrom als NO/ONOO-Zyklus – Erkrankung,* Übersetzung von Regina Clos, in deutsch erschienen auf http://www.cfs-aktuell.de
als Artikel des Monats August Teil III

Puri, Basant K., *Long-chain polyunsaturated fatty acids and the pathophysiology of myalgic encephalomyelitis (chronic fatigue syndrome)*, Journal of Clinical Pathology, 29 August 2006

Puri, Basant K., *Chronic Fatigue Syndrome: A Natural Way to Treat M.E.*, Hammersmith Press Ltd, 2005

Ramsay AM, 1986, *Postviral fatigue syndrome – the saga of Royal Free desease*, GowerMedical Publishing

Reddemann, Dr. Luise und Dehner-Rau, Dr. Cornelia, *Trauma,* © 2004 Trias Verlag in MVS Medizinverlage Stuttgart

Sakudo, Akikazu, Kuratsune, Hirohiko, Kobayashi, Takanori, Tajima, Seiki, Watanabe, Yasuyoshi, Ikuta, Kazuyoshi, *Spectroscopic diagnosis of chronic fatigue syndrome by visible and near-infrared spectroscopy in serum sample*, Biochemical and Biophysical Research Communications Vol 345, #4, 1513-1516 July 2006

Schiwara, Walter, *Möglichkeiten und Grenzen der Labordiagnostik bei Belastung mit Umweltschadstoffen,* http://www.mcs-cfs-initiative.de/html/vortrage.html

Shepherd, Dr. Charles und Chaudhuri, Abjit, *CFS/PVFS – Chronic Fatigue Syndrom – Zentrale Fragen der Diagnose und Behandlung Für Ärzte und Patienten*, herausgegeben von The ME Association, GB, Übersetzung aus dem Englischen von Regina Clos
Titel der englischen Ausgabe: CFS/PVFS – An exploration of the key clinical issues. Charles Shepherd, Abjit Chaudhuri, 2005 The ME Association, Fundstelle der deutschen Übersetzung: http://www.cfs-aktuell.de

Sieverling, Carol, *Dr. Paul Cheney Discusses the Benefits of Klonopin,* Fundstelle: http://www.immunesupport.com/library/showarticle.cfm?ID=3154

Sieverling, Carol, *The Three Phases of CFS – Dr. Paul Cheneys Theorie,* zu finden unter: http://www.ei-resource.org/articles/cfs-art15.asp

Speight, Dr. Nigel, *Children and Young people with ME – A Personal Overview of the last 20 Years,* Journal of liME, Volume I, Issue 2, Page 38, http://www.investinme.org

Stein, Eleanor MD FRCP(C), *Diagnose und Behandlung von Patienten mit ME/CFS – Klinische Leitlinien für Psychiater*, deutsche Übersetzung von Regina Clos, Original–Artikel © Eleanor Stein 2005 zu finden unter: http://fms-cfs.ca/Psychiatriy-overview.pdf, deutsche Übersetzung erschien 2006 unter: http://www.cfs-aktuell.de.
Die Originalbroschüre wurde von der Patientenorganisation FM-CFS Canada initiiert.

Stanford University Medical Center, *Treatment Study of Antiviral Drug* - Presseerklärung http://www.cfids.org/cfidslink/2007/valcyte.asp

Stanford University Medical Center, *Neue Therapie für CFS - Studie an der Stanford University,* Presseerklärung, Übersetzung von Regina Clos, http://www.cfs-aktuell.de/februar07_2.htm
Original der Presseerklärung:
New therapy for chronic fatigue syndrome to be tested at Stanford unter http://www.eurekalert.org/pup_releases/2007-01/sumc-ntf010807.php

Suhadolnik, R.J., *Die Rede von R.J. Suhadolnik, Professor für Biochemie in Philadelphia, vor dem amerikanischen Kongreß am 16. Mai 1997*, Übersetzung von Michael Sobetzko in CFS Forum Nr. 8/9 (1997/98) des Fatigatio e.V.

Suhadolnik et. Al., Journal of Interferon and Cytokine research 17:377–385 1997

Theilmann, Claudia, Bastine, Reiner, *Lebenssituation und Alltagsbewältigung bei CFS – die Heidelberger CFS-Studie*, in: CFS-Forum Heft 1 / 2 1997, hrsgg. von Fatigatio e.V.

Vernon, Suzanne D, Whistler, Toni, Cameron, Barbara, Hickie, Ian B, Reeves, William C, Lloyd, Andrew,
Originaltitel: *Preliminary evidence of mitochondrial dysfunction associated with post-infective fatigue after acute infection with Epstein Barr Virus, BMC Infectious Diseases, Titelübersetzung: Vorläufige Belege für eine Dysfunktion der Mitochondrien im Zusammenhang mit post-infektiöser Erschöpfung nach einer akuten Infektion mit dem Epstein Barr Virus* , Auszüge aus dem Artikel übersetzt von Regina Clos unter dem Titel: *CFS nach akuter Epstein-Barr-Virus Infektion,* erschienen auf:
http://www.cfs-aktuell.de/februar06_4.htm
als Artikel des Monats Januar 2006

Waddle, Sue, *Das gerichtliche Verfahren zur Ermittlung der Todesursache von Sophia Mirza, Brighton Coroner`s Court,* 13.Juni 2006, von Invest in ME, Übersetzung von Regina Clos, erschienen auf http://www.cfs-aktuell.de
Young, Pamela, *CFS bei Kindern und Jugendlichen,* übersetzt von Regina Clos, in deutsch erschienen auf http://www.cfs-aktuell.de als Artikel des Monats August 2006

Zenker, Werner, *Aber an mich denkt keiner! Mein Partner ist chronisch krank,* erschienen 1998 Patmos Verlag, Düsseldorf

Zenker, Werner, *Das chronische Erschöpfungssyndrom. Wege zur Hilfe und Selbsthilfe bei CFS,* erschienen 2002 bei Econ

Zenker, Werner, *Mit chronischer Krankheit leben. So finden Sie zu neuer Lebensqualität,* erschienen 1997 bei Econ

Zenker, Werner, *Selbsthilfe bei CFS,* 1996 Econ Taschenbuch Verlag

Links zum CFS/ME:

deutschsprachige Seiten:

www.fatigatio.de

www.cfs-aktuell.de

www.cfs-portal.de

www.cfs-info.de

http://www.mcs-cfs-initiative.de/index.html

http://de.wikipedia.org/wiki/Chronisches_Erschöpfungssyndrom

englischsprachige Seiten:

www.meassociation.org.uk

www.afme.org.uk

http://www.cfids.org/

http://www.cdc.gov/cfs

www.niaid.nih.gov/factsheets/cfs.htm

http://www.co-cure.org

http://www.meresearch.org.uk

www.cfids-cab.org/cfs-inform

http://sacfs.asn.au/

http://www.aacfs.org

http://www.haworthpress.com/web/jcfs

http://www.nlm.nih.gov/medlineplus/chronicfatiguesyndrome.html

http://www.ncbi.nlm.nih.gov/entrez/query.fcgi

http://en.wikipedia.org/wiki/Myalgic_Encephalomyelitis

http://www.meresearch.org.uk/information/researchdbase/index.html

Datenbank Medline:
http://www.ncbi.nlm.nih.gov/sites/entrez

http://www.nlm.nih.gov/medlineplus/chronicfatiguesyndrome.html

spezielle Organisationen, die von von betroffenen Jugendlichen oder Eltern betroffener Kinder gegründet wurden:

http://www.tymestrust.org

http://www.ayme.org.uk

http://www.investinme.org.uk

www.brame.org

www.ahmf.org

Fußnoten:

[1] „CFS Toolkit: Orientierungshilfen zum Umgang mit CFS", deutsche Version unter http://www.cfs-portal.de, herausgegeben im englischen Original „Toolkit: Fact Sheets for Healthcare Professionals" von den Centers for Desease Control and Prevention im Juli 2006 unter www.cdc.gov/cfs/toolkit.htm

[2] Komaroff, Anthony, in „Zusammenfassung der 8. Internationalen Konferenz zu Chronic Fatigue Syndrom, Fibromyalgie und verwandten Erkrankungen", Übersetzung des englischen Skripts seiner Rede bei der 8. IACFS Konferenz auf : http://www.cfs-aktuell.de/April07_1.htm

[3] In der alten englischen Version bedeutet M.E. „Myalgische Enzephalomyelitis"(= Entzündung des Nervensystms, welche Muskelschmerzen mit involviert) – in der Neubenennung gemäß des Kommitees zur Umbenennung von CFS steht es jedoch für den als treffender befundenen Begriff „Myalgische Enzephalopathie"(= Pathologie des Nervensystems welche durch Muskelschmerzen begleitet ist). Das Kommitee zur Umbenennung von CFS wurde gebildet durch die US-amerikanischen CFS/ME-Spezialisten Drs. Anthony Komaroff, David Bell, Nancy Klimas, Leonard Jason, Charles Lapp, Lucinda Bateman, Paul Cheney und Dr. Peterson. Die Einigung auf den neuen Namen fand am 12.1.2007 statt.
Quelle: http://www.immunesupport.com/ep/EP020407/index.cfm;
Die Doppelbegrifflichkeit CFS/ME wurde auch von der IACFS Konferenz (= internationale Forschungskonferenz der International Association of CFS) im Januar 2007 auf der Konferenz in Fort Lauderdale, Florida, vom Vorstand der IACFS bestätigt durch die Änderung des Namens der IACFS in IACFS/ME = „International Association of CFS and ME" (Myalgische Enzephalopathie/Enzephalomyelitis) – wobei hier keine Entscheidung zwischen den Lesarten von ME getroffen wurde. Vgl : „Bericht über die 8. Internationale Konferenz zu Chronic Fatigue Syndrom, Fibromyalgie und verwandten Erkrankungen", von Charles W. Lapp, Übersetzung Regina Clos, erschienen in deutsch auf www.cfs-aktuell.de als Artikel des Monats November 07, S.1f

[4] vgl. das Merkmal „Erschöpfung nach Anstrengung"
und „Zustandsverschlimmerung nach Anstrengung" in den Definitionen; siehe dazu auch den Bericht zu diesem Thema „Studien belegen Symptomverstärkung bei CFS durch körperliche Belastung", Bericht von Regina Clos, auf http://www.cfs-aktuell.de, mit vielen Nachweisen und Ergebnissen von Studien zu diesem Thema, u.a. „A standardized test for Postxertional Malaise in CFS", Vermeulen, Ruud, Kurk, M., Scholte, Hans R., Posterpräsentation auf der 8. IACFS Konferenz

[5] Ramsay in: Ramsay AM, 1986, „Postviral Fatigue Syndrome – the saga of Royal Free desease", Gower Medical Publishing, Chap 3, 29-31

[6] Keiji Fukuda, MD, MPH; Stephen E.Strauss, MD; Ian Hickie, MD, FRANZCP; Michael C. Sharpe, MRCP, MRC Psych; James G. Dobbins, PhD; Anthony Komaroff, MD; and the International Chronic Fatigue Syndrome Study Group„Chronic-Fatigue-Syndrom(CFS) - Ein integrativer Definitions- und Forschungsansatz"*, *Originaltitel: „The Chronic Fatigue Syndrome: A Comprehensive Approach to Its Definition and Study"; Annals of Internal Medicine 1994; 121; 953-959. Deutsche Übersetzung: G.M. Metzen/ H.-M. Sobetzko, Ärzte http://www.cfs/virtuga.com/def.htm

[7] Carruthers, Bruce M., van de Sande, Marjorie I., „Myalgic Encephalomyelitis/ Chronic Fatigue Syndrome:A Clinical Case Definition and Guidelines for Medical Practitioners - An Overview of the Canadian Consensus Document",
http://www.mefmaction.net/documents/me_overview.pdf

[8] Die oben aufgeführten Diagnose-Kriterien lassen sich folgendermaßen konkretisieren (vgl. Michael Sobetzko in CFS-Forum des Fatigatio e.V. Heft 16/17 2003):

- zu den **neurologischen/ kognitiven** Manifestationen, (von denen nach der Fukuda–Definition **2 oder mehr** vorhanden sein sollten) gehören:

Konfusionen, Einschränkungen der Konzentration und des Kurzzeitgedächtnisses, Desorientiertheit, Schwierigkeiten bei der Informationsverarbeitung, Wortfindungsstörungen, Erinnerungsstörungen, Wahrnehmungsstörungen und sensorische Schwierigkeiten, - z.B. räumliche Unsicherheit und Desorientiertheit, und Unfähigkeit den Blick zu fokussieren.
Ataxie (=Störung im geordneten Ablauf und in der Koordination von Muskelbewegungen), Muskelschwäche und Faszikulationen.

Es kann ein Überlastungs - Phänomen vorliegen: kognitive, sensorische (z.B. Photophobie oder Überempfindlichkeit gegenüber Lärm) und/oder emotionale Überlastung kann zu "Crash" - Perioden und/oder Angst führen

- aus dem Bereich der **vegetativen, neuroendokrinen und immunologischen** Manifestationen müssen mindestens **ein oder mehr Symptome** aus **zwei Kategorien** vorliegen:

1. **vegetative** Symptome:

- orthostatische Hypotonie - neural vermittelte Hypotonie (NMH)
- lagebedingtes orthostatisches Tachykardie - Syndrom
- verzögerte orthostatische Hypotonie
- Benommenheit
- extreme Blässe
- Übelkeit und Colon irritable
- häufiges Wasserlassen und Blasendysfunktion
- Palpitationen (spürbarer Herzschlag) mit oder ohne kardiale Arhytmien
- Belastungsdyspnoe

2. **neuroendokrine** Manifestationen

- Verlust der Körpertemperaturstabilität - subnormale Temperaturen und auffällige Tagesschwankungen
- Episoden verstärkten Schwitzens
- wiederkehrendes Fiebergefühl und kalte Extremitäten
- Intoleranz gegen extreme Hitze und Kälte
- auffällige Gewichtsveränderungen - Anorexie oder abnormer Appetit
- Verlust der Stress - Adaptionsfähigkeit und Verschlimmerung der Symptome unter Stress

3. **immunologische** Manifestationen

- empfindliche Lymphknoten
- rezidivierende Halsschmerzen
- rezidivierende grippeartige Symptome
- allgemeines Krankheitsgefühl
- neue Empfindlichkeiten gegen Nahrungsmittel, Medikamente und/oder Chemikalien

[9] Originaltitel des Buches von Dorothy Wall: „Encounters with the Invisible"
[10] IACFS/ME Konferenz = frühere IACFS-Konferenz, International Association of CFS Konferenz, im Januar 07 umbenannt in International Association of CFS/ME Konferenz, eine Konferenz, bei der internationale Forschungsergebnisse zu CFS/ME vorgestellt werden.
[11] s.o. Komaroff, Fn. 2
[12] Originalveröffentlichung: „Spectroscopic diagnosis of chronic fatigue syndrome by visible and near-infrared spectroscopy in serum samples" von

Akikazu Sakudo, Hirohiko Kuratsune et.al., deutscher Bericht dazu zu finden unter: http://www.cfs-aktuell.de Artikel des Monats September 06 Teil I, Titel: “Infrarot–Spektroskopie als vielversprechendes Diagnoseverfahren für CFS?” von Regina Clos; zu den noch verbleibenden Unsicherheiten in der Abgrenzung zu MS u.a, dort S. 26

[13] Vgl. dazu Komaroff in s.o. Fn 11

[14] JR Kerr in : „Gene expression in peripheral blood cells from patients with chronic fatigue syndrome”, Kerr et.al.; JW Gow in : „Whole – Genome (33 000 genes) Affymetrix DNA Microarray Analysis of Gene Expression in Chronic Fatigue Syndrome”, Journal of Clinical Pathologie 2005;58:826-832; Gow et.al., Abstract unter: Co-Cure Archives May 2005, week 4 (#30); zu den Ergebnissen der CDC (Vernon, Whistler) siehe „Unraveling the cause of CFS in the Post-Genomic Era”, Herbstausgabe des CFIDS–Chronicles 2004; zum Patent siehe: Patent Application for CFS Diagnostic Test, The CFIDS Association of America,
http://www.cfids.org/cfidslink/2006/application.asp

[15] Komaroff in s.o. Fn 2, dort Ergebnise von Spench, Belch; außerdem zum Nachweis von erhöhtem oxidativem Stress bei CFS/ME siehe auch Pall, Martin L., „Das Chronic Fatigue Syndrom als NO/ONOO-Zyklus-Erkrankung“, übersetzt von Regina Clos, erschienen auf http://www.cfs-aktuell.de als Artikel des Monats August 2007, dort mit weiteren Nachweisen von 6 Studien zu oxidativem Stress

[16] De Meirleir, Kenny und Englebienne, Patrick, „Chronic Fatigue Syndrome: A Biological Approach“, 2002 CRC Press Inc. ; Suhadolnik et. al., Journal of Interferon and Cytokine research 17:377–385 1997

[17] Titelübersetzung: „Vorläufige Belege für eine Dysfunktion der Mitochondrien im Zusammenhang mit postinfektiöser Erschöpfung nach einer akuten Infektion mit dem Epstein Barr Virus“, Auszüge aus dem Artikel übersetzt von Regina Clos im Rahmen des Artikels: „CFS nach akuter Epstein-Barr-Virus Infektion“ von Regina Clos, erschienen auf: http://www.cfs-aktuell.de/februar06_4.htm ;
Originalartikel: „Preliminary evidence of mitochondrial dysfunction associated with post-infective fatigue after acute infection with Epstein Barr Virus”, Suzanne D Vernon, Toni Whistler, Barbara Cameron, Ian B Hickie, William C Reeves and Andrew Lloyd BMC Infectious Diseases, erschienen Januar 2006;
siehe auch Pall, Martin L., in s.o. Fn 15; sowie: Myhill, Sarah MD, in „CFS is Heart Failure Secondary to Mitochondrial Malfunction“, http://www.immunesupport.com/library/showarticle.cfm/id/7495

[18] vgl. Zusammenfassung Fn 2, dort Ergebnisse von Nestadt

[19] siehe den Bericht von Clos m.w. Nachw. Fn 4

[20] Okada T, Tanaka M, Kuratsune H, Watanabe Y, Sadato N. „Mechanisms underlying fatigue: a voxel-based morphometric study of chronic fatigue syndrome". BMC Neurol 2004; 4:14.

[21] Lange, Gudrun, Ph.D., „Ist CFS eine Erkrankung des Gehirns?" , Übersetzung aus dem Englischen von Regina Clos, http://www.cfs-aktuell.de/juli06_2.htm

[22] Vgl. Toolkit, s.o. Fn 1, dort S.3

[23] vgl. Komaroff in ebenda, Fn 7 und in „Was ist die Ursache des CFS?" übersetzt von Regina Clos, auf deutsch erschienen auf www.cfs-aktuell.de als Artikel des Monats Juli Teil I

[24] vgl. die umfangreiche Wichita-Studie, vorgestellt u.a. von Dr. Reeves, Leiter des CFS-Forschungsprogramms der CDC seit 1992, auf der „Gemeinsamen Pressekonferenz der CFIDS Association of America und der CDC anlässlich der Öffentlichkeitskampagne zum CFS" , übersetzt von Regina Clos, erschienen in deutsch auf www.cfs-aktuell.de als Artikel des Monats Januar 07

[25] Es wurden mehr als 4000 wissenschaftliche Studien zum CFS/ME international publiziert, die die physischen Anomalien bei CFS/ME-Patienten aufzeigen, vgl. Komaroff in: Gemeinsame Pressekonferenz der CFIDS Association of America und der CDC anlässlich der Öffentlichkeitskampagne zum CFS am 3.November 2006 im nationalen Presseclub, Übersetzung Skripts von Regina Clos erschienen auf: http://www.cfs-aktuell.de, Artikel des Monats Januar
siehe zu Forschungsarbeiten auch die Verzeichnisse unter:
http://www.meresearch.org.uk/information/researchdbase/index.html

http://www.nlm.nih.gov/medlineplus/chronicfatiguesyndrome.html

[26] u.a. kürzlich besonders beleuchtet und belegt durch die Ergebnisse der Dubbostudie, vorgestellt in „Der Infektionszusammenhang" , Cort Johnson, Übersetzung von Regina Clos, erschienen auf deutsch auf www.cfs-aktuell.de als Artikel des Monats September 07

[27] vgl. dazu" The Three Phases of CFS – Dr. Paul Cheneys Theorie", Carol Sieverling, zu finden unter:
http://www.ei-resource.org/articles/cfs-art15.asp
Kuklinsky, Dr. med. Bodo, „Praxisrelevanz des nitrosativen Stresses", http://www.mcs-cfs-initiative.de/html/vortrage.htm
siehe auch oben Vernon et. al. in Fn 19; außerdem: „CFS is Heart Failure Secondary to Mitochondrial Malfunction", Sarah Myhill, MD, http://www.immunesupport.com/library/showarticle.cfm/id/7495

[28] Dipl. Biol. Wolfgang Mayer und PD Dr. med. habil. Wilfried Bieger, „Diagnostik von chronischen Multisystemerkrankungen/ Chronic Multisystem Illnesses“, Journal für Orthomolekulare Medizin 11; 4/ 2003 ; Berg, P.A., „Chronisches Müdigkeits- und Fibromyalgiesyndrom“, 2. ü.a. und erg. Auflage © Springer Verlag, Berlin Heidelberg 1999, 2003

[29] Ionescu, Dr. John G., „MCS/CFS/Fibromyalgie – Ursachenforschung und neue Behandlungswege“, http://www.mcs-cfs-initiative.de/html/vortrage.html

[30] JR Kerr et.al., „Gene expression in peripherel blood mononuclear cells from patients with chronic fatigue syndrome”, Journal of Clinical Pathologie 2005, BMJ Publishing Group Ltd. & Associations of Clinical Pathologists

[31] vgl. Kuklinsky in Fn 27 und und Pall in Fn 19

[32] vgl. DEGAM Leitlinien Nr. 2 Müdigkeit, erschienen 2002 bei Omikron Publishing, auch auf: http://www.cfs-info.de/cfs-info/diagnose/artikel/degam-leitlinie unter 3.7 Chronisches Müdigkeitssyndrom, siehe 3.7.3 Ätiologie Fund der DEGAM Leitlinien auch unter: http://www.degam.de

[33] ebenda

[34] ebenda, 3.7.4 und 3.7.3

[35] CFIDS = Chronic Fatigue and Immune Dysfunction Syndrome, übersetzt: Chronisches Erschöpfungs- und Immundysfunktionssyndrom, ein in den USA, vor allem im Selbsthilfebereich, gebräuchliches Synonym für CFS/ME

[36] SPARK–Kampagne, vgl. „Die Öffentlichkeitskampagne der CFIDS Association of America SPARK!“, Auszüge aus der Website der CFIDS Association, in denen die Kampagne vorgestellt wird, Übersetzung von Regina Clos, in deutsch erschienen auf www.cfs-aktuell.de

[37] vgl. Gerberding, Dr. Julie, McCleary, Kim, Agwunobi, John, Komaroff, Dr. Anthony, Klimas, Dr. Nancy, Ryan, Adrienne, Reeves, Dr. William, Skriptübersetzung: Gemeinsame Pressekonferenz der Chronic Fatigue and Immune Dysfunction Syndrome Association of America (CFIDS Association of America) und der Centers for Desease Control and Prevention anlässlich der Öffentlichkeitskampagne zum Chronic Fatigue Syndrom am 3. November 2006 im Nationalen Presseclub, Übersetzung von Regina Clos, Fundstelle: http://www.cfs-aktuell.de, Artikel des Monats Januar 2007

[38] ebenda, gemeint ist v.a. die umfangreiche Wichita-Studie, vorgestellt u.a. von Dr. Reeves, Leiter des CFS-Forschungsprogramms der CDC seit 1992 auf der Pressekonferenz

[39] in deutscher Sprache, übersetzt von Hans-Michael Sobetzko, zu finden als „CFS Toolkit: Orientierungshilfen zum Umgang mit CFS“ , erschienen

auf: http://www.cfs-portal.de und http://www.cfs-aktuell.de

[40] s.o. Fn 37, Pressekonferenz

[41] vgl. Johnsons, Cort, „Der Infektionszusammenhang", Übersetzung von Regina Clos, auf deutsch erschienen auf http://www.cfs-aktuell.de als Artikel des Monats September 07 Teil I

[42] Binz, Peter, Dr. med., in „Schadstoffe und Umweltmedizin - diagnostische und therapeutische Ansätze", http://www.mcs-cfs-initiative.de/html/vortrage.html siehe auch Schiwara, Hans-Walter, „Möglichkeiten und Grenzen der Labordiagnostik bei Belastung mit Umweltschadstoffen", http://www.mcs-cfs-initiative.de/html/vortrage.html sowie s.o. Ionescu Fn 29, im Einzelnen finden sich Hinweise auf Umweltfaktoren auch in vielen anderen Arbeiten zum CFS/ME wie z.B. bei Kenny De Meirleir in seinem Vortrag „Fortschritte in der CFS–Forschung", vgl. Zusammenfassung dieses Vortrags von Marjorie van de Sande, übersetzt von Regina Clos, erschienen auf http://www.cfs-aktuell.de als Artikel des Monats September 06 Teil II oder auch bei Martin Pall, vgl. „Das Chronic Fatigue System als NO/ONOO–Zyklus–Erkrankung, von Martin Pall, übersetzt von Regina Clos, erschienen in deutsch auf www.cfs-aktuell.de als Artikel des Monats August 07 Teil III

[43] Die Autorin dieses Textes ist Ingrid Kiehl-Krau

[44] Bielefeldt, Frauke, „Wie ein Schmetterling im Käfig - Perspektiven für ein Leben mit Krankheit", erschienen bei Gerth Medien 2005

[45] In der alten englischen Version bedeutet M.E. „Myalgische Enzephalomyelitis" (=Entzündung des Nervensystems, welche Muskelschmerzen mit involviert) - in der Neubenennung steht es jedoch für den als treffender befundenen Begriff „Myalgische Enzephalopathie" (= Pathologie des Nervensystems, welche durch Muskelschmerzen begleitet ist). Das Komitee zur Umbenennung von CFS wurde gebildet durch die US-amerikanischen CFS-Spezialisten Drs. Anthony Komaroff, David Bell, Nancy Klimas, Leonard Jason, Charles Lapp, Lucinda Bateman, Paul Cheney und Dr. Peterson. Die Einigung auf den neuen Namen fand am 12.1.2007 statt.
Quelle: http://www.immunesupport.com/ep/EP020407/index.cfm

[46] CFIDS = Chronic Fatigue and Immune Dysfunction Syndrome, wird in den USA als Synonym für CFS/ME verwendet

[47] aus Harmon, Marcia, „Umgang mit Wut und Ärger", Übersetzung von Regina Clos, erschienen auf: http://www.cfs-aktuell.de, S.5

[48] Gemeint ist die Telefonstudie im Rahmen der Dissertation von Jan Eujen zu Lebensqualität von CFS/ME-Patienten, beschrieben in dem Artikel: „Chronische Erschöpfung aus Sicht der Patienten - eine Telefoninterview-

studie mit Mitgliedern einer Selbsthilfeorganisation CFS-Betroffener", von Monika Bullinger und Jan Eujen, in: P.A. Berg, „Chronisches Müdigkeits- und Fibromyalgiesyndrom", 2. Aufl. Springer 2002, S.157

[49] „Lebenssituation und Alltagsbewältigung bei CFS - die Heidelberger CFS-Studie", Claudia Theilmann und Reiner Bastine, erschienen in CFS-Forum Heft 1/2 1997, hrsgg. vom Fatigatio e.V., S. 25

[50] ebenda, Fn 48, Bericht über die Telefonstudie, S.158

[51] Zenker, Werner, in „Aber an mich denkt keiner!Mein Partner ist chronisch krank", erschienen 1998 Patmos Verlag, Düsseldorf

[52] ebenda, S. 45 ff

[53] ebenda, S. 116

[54] ebenda, S. 122 ff

[55] ebenda, S. 74 ff und 89 ff

[56] Originalartikel „Social Effects of Chronic Disorders", Kat Duff in „Handbook of Chronic Fatigue Syndrome", Herausgeber: Leonard A. Jason, Patricia Fennell, Renée R.Taylor, Titel - Übersetzung von mir, Daphne Wurzbacher,

[57] „Interviews mit Sterbenden", Elisabeth Kübler-Ross, Kreuz-Verlag, 5.Aufl. 1976

[58] siehe oben Fn 56, dort Jeanne: S.181, wörtlich im Original:
„There's the anger, the denial, the bargaining, the acceptance and – bang – you're back in the rage." Übersetzung von mir, Daphne Wurzbacher

[59] ebenda. Fn 56, Kat Duff, wörtlich:
„These cycles can occur in the course of a day or stretch out over months, but each one hits as hard as the others, just as a second or third death is no easier than the first." Übersetzung. von mir, Daphne Wurzbacher

[60] siehe Fennell, Patricia A., „Die Erfahrung an CFS/CFIDS erkrankt zu sein – Das Vier-Stadien-Modell", Übersetzung von Petra Dönselmann, Anne Fink, Andrea Noll, in: „Leben mit CFS", Nr.4 der Schriftenreihe des Fatigatio e.V., S.1

[61] ebenda.

[62] Duff in Fn 56, S.181, Winer, im engl. Original:
„As soon as I start to feel better, I really think it (the CFS) is gone. I think I'm well … Then I am so surprised when I get sick again" , Übersetzung von mir, Daphne Wurzbacher

[63] CFIDS = Chronic Fatigue and Immune Dysfunction Syndrome ist ein Synonym für CFS/ME, das in USA gebräuchlich ist.

[64] siehe Harmon, Fn 47, S.9

[65] CFIDS Chronicle ist die Zeitschrift der amerikanischen Patientenorganisation CFIDS Association of America, der größten amerikanischen Patientenorganisation für CFS/ME-Patienten. Der Begriff

CFIDS, siehe Fn 48, hat sich in den USA besonders im Selbsthilfebereich als Synonym für CFS/ME eingebürgert als Reaktion darauf, dass der Begriff CFS der Schwere der Erkrankung nicht angemessen Ausdruck verleiht.
[66] Harmon, Fn 47, S.1
[67] Stein, Eleanor, MD, „Diagnose und Behandlung von Patienten mit ME/CFS – Klinische Leitlinien für Psychiater", deutsche Übersetzung von Regina Clos, erschienen 2006 unter: http://www.cfs-aktuell.de, dort: S.14
Original–Artikel Eleanor Stein 2005, zu finden unter: http://fms-cfs.ca/Psychiatriy-overview.pdf
[68] ebenda. S.1
[69] ebenda. S.3
[70] ebenda. S.7
[71] ebenda. S.7
[72] siehe Harmon in Fn 47, S.4
[73] ebenda, S.6
[74] ebenda, S.8f
[75] Waddle, Sue, „Das gerichtliche Verfahren zur Ermittlung der Todesursache von Sophia Mirza", Brighton Coroner's Court, 13. Juni 2006, Übersetzung von Regina Clos, Fundort:http://cfs-aktuell.de/juni06_3.htm
siehe auch zu dem Fall von Sophia Mirza weiter unten im Kapitel über CFS/ME bei Kindern und Jugendlichen
[76] David, Sarah, „Wenn Patienten nicht geglaubt wird: Psychiatrische Fehldiagnosen und ihre Auswirkungen", in: „Alles (nur) psychisch?", Broschüre Nr. 6 des Fatigatio e.V., Übersetzung ins Deutsche von Petra Dönselmann und Anne Fink
[77] vgl. Stein, Fn 67, sowie Fn 4
[78] siehe Duff Fn 56, dort: S. 188f, wörtlich im Original:
„I have yet to meet a person with CFS/ME who did not wrestle with the question of meaning. To some extent, it is human nature to search for an explanation when life takes a turn we neither expected nor desired. (…) It is also easier to endure hardship if we can make it meaningful, even if the experience itself has no intrinsic purpose. (…) The issue of meaning in illness has become painfully controversial in contemporary American culture, as factions in our society from the religious right to the alternative left are challenging scientific interpretations of disease. In this context of ideological flux, people are asking a wide range of questions: Is illness genetic? Is it caused by physical pathogen? Is it psychological? Is it real? Is it stress-related? Is it environmentally induced? Is it the sick person's fault? Does it relate to childhood experiences? Is it a function of personality style? Is it chance? Is it the wrath of God? Is it the soul's calling?

The answers to these questions have enormous consequences for social policy - and for the sick who stand at any of these crossroads. Friends, family, neighbours, coworkers, even relative strangers, are often quick to offer interpretations and advice based on their beliefs, without realizing how confusing, burdensome, and invasive they are being."
Übersetzung von mir, Daphne Wurzbacher

[79] ebenda, siehe Fn 56, dort: S.179

[80] vgl. Fennell Fn 60

[81] ebenda, Fennell Fn 60, S.2

[82] siehe Fn 56, S.178 f

[83] ebenda S.179

[84] ebenda S.180f

[85] Fennell, Fn 60, S.3

[86] ebenda

[87] vgl. dazu Duff, Fn 56, S.181

[88] ebenda S.180

[89] ebenda S.180 wörtlich:
„I've lost all pride.I'm shameless about lying down. I'll lie down in the middle of a busy airport if I have to – and I have." Übersetzung von mir, Daphne Wurzbacher

[90] Fennell, Fn 60, S.8

[91] Fennell, ebenda S.1, Stein Fn 67, dort S.17 und Duff Fn 56

[92] Stein Fn 67

[93] ebenda S.5ff

[94] vgl außer Stein, Fn 67, auch oben Fn 4

[95] ebenda, Stein Fn 67, S.14 und S.16

[96] Im „Toolkit" der CDC, vgl. Fn 1, wird auf Campbell rekurriert mit dem Begriff „Envelope-Methode". Mehr zu dieser Methode siehe: Campbell, Bruce, Ph. D., „CFIDS & Fibromyalgia Self-Help Book - A Self-Management Program for Chronic Fatigue Syndrome and Fibromyalgia" mit einem Vorwort von Charles Lapp, 2003 und weiter unten mehr dazu auch im Kapitel über „Krankheitsmanagement nach Bruce Campbell"

[97] Fennell, Fn 60, S.3

[98] Fennell, Fn 60, S.2

[99] Young, Pamela, „CFS bei Kindern und Jugendlichen", übersetzt von Regina Clos, auf deutsch erschienen auf http://www.cfs-aktuell.de als Artikel des Monats August 2006

[100] Die CFIDS Association of America ist die größte CFS/ME-Patientenorganisation der USA. CFIDS steht für „Chronic Fatigue and Immundysfunction Syndrome" = zu deutsch: Chronisches Erschöpfungs-

und Immundysfunktionssyndrom, was ein in den USA gebräuchliches Synonym für CFS/ME ist.

[101] Bell, David S., „Die Behandlung des CFS bei Kindern und Jugendlichen“, Übersetzung Katrin Frey, auf deutsch erschienen im Rundbrief des Fatigatio e.V. Nr. 9 April 2001

[102] ebenda

[103] Jason, Leonard und Porter, Nicole, „CFS bei Kindern und Jugendlichen“, Übersetzung von Regina Clos, erschienen auf: http://www.cfs-aktuell.de als Artikel des Monats Oktober 07 Teil II

[104] IACFS/ME = International Association for CFS/ME, eine internationale Vereinigung von Forschern und Praktikern zum CFS/ME

[105] Leonard Jason, Ph.D., Professor, Clinical and Community Psychology, Depaul University, Chicago, IL; auf dem Gebiet des CFS tätig seit 1991, besonders bezüglich epidemiologischer Forschung, Langzeitstudien, nicht-pharmakologischer Behandlungen und bei der Ausarbeitung der Falldefinition für juveniles CFS/ME

[106] „ME/CFS bei Kindern und Jugendlichen: eigene Falldefinition und diagnostisches Instrumentarium entwickelt“ aus „The CFS Research Review – Spring 2007“, Übersetzung von Regina Clos, in deutsch erschienen auf http://www.cfs-aktuell.de als Artikel des Monats Oktober 07 Teil I
siehe auch unter:
http://www.aacfs.org/pdf/pediatriccasedefinitionshort.pdf

[107] ebenda ; Leider liegen die Fragebögen bislang noch nicht in deutscher Sprache vor.

[108] s.o. Artikel von Young, Fn 99

[109] Bell, ebenda, s.o. Fn 101

[110] Jason und Porter, s.o. Fn 103, S.5

[111] Young-Artikel, Fn 99, S.3ff

[112] vgl. Kasten in s.o. Fn 99, Pamela Young

[113] Fischer, Rolf, „Ergänzende Hinweise für junge Patienten mit CFS in Deutschland, Regelungen zur Beschulung kranker Kinder und Jugendlicher in Nordrhein-Westfalen“, in: „ME/CFS bei Kindern und Jugendlichen“, Übersetzung vom Fatigatio e.V., erschienen als Broschüre Nr.9 in der Reihe Informationen, Konzepte, Erfahrungen; Originalbericht unter dem Titel „Childhood ME“,McIntyre, Anne, Hrsg., Bericht für die Kommision des Chief Medical Officer zum ME

[114] gemeint ist der sogenannte CMO–Report, der in GB viel Aufsehen erregte, weil er CFS/ME offiziell von Seiten des Gesundheitsministeriums als schwerwiegende Krankheit anerkannte und die Krankheit in GB vermehrt bekannt machte: CFS/ME Arbeitsgruppe, „Ein Bericht der CFS/ME Arbeitsgruppe, Bericht einer unabhängigen Arbeitsgruppe an den Chief Medical

Officer des Britischen Gesundheitsministeriums", Januar 2002, (bekannt unter „CMO-Bericht") Deutsche Übersetzung von Regina Clos und Michael Sobetzko, 2003 erschienen auf http://www.cfs-aktuell.de/CMO-Report.htm
Siehe auch unter: http://www.cfs-aktuell.de/cmo-report%20Endfassung.pdf

[115] Originaltitel des Berichtes, herausgegeben von Dr. Anne MacIntyre: „Childhood ME" s.o. Fn 113

[116] ebenda, S. 21

[117] Harrison, Tanya, „Meine Geschichte", Übersetzung von Anne Fink, CFS-Forum Heft 3 / 4 1996 Fatigatio e.V., zur BRAME Kampagne siehe „Vergesst uns nicht!", CFS-Forum Heft 8 / 9 1997/1998 Fatigatio e.V. unter „Internationale Selbsthilfe, S. 51, ausserdem: http://www.brame.org

[118] M.E.Y.A. = australische Selbsthilfe-Jugendorganisation für CFS/ME–betroffene Kinder und Jugendliche

[119] Zitat entnommen der Rede von Alison Hunter von 1994 in Dublin, Originaltitel: „Adolescent Perspectives on CFS", Alison Hunter, International Meeting on Chronic Fatigue Syndrome 18-20 May 1994 Dublin Ireland, http://www.ahmf.org/speech.html, Zitat im Original:
„I want to go to school Mum so I can hate it like everybody else", Übersetzung von mir, Daphne Wurzbacher

[120] ebenda, Alison Hunter

[121] Speight, Dr. Nigel, „Children and Young people with ME – A Personal Overview of the last 20 Years", Journal of liME, Volume I, Issue 2, Page 38, http://www.investinme.org, S.40

[122] Jason and Porter, Fn 106, S. 4

[123] Speight, Fn 121, S.40

[124] Waddle, Sue, Invest in Me, „Das gerichtliche Verfahren zur Ermittlung der Todesursache von Sophia Mirza, Brighon Coroner`s Court, 13.Juni 2006, Übersetzung von Regina Clos, erschienen auf http://www.cfs-aktuell.de als Artikel des Monats Juni 06 Teil III ; und
„Die Geschichte Sophias - gestorben an ME/CFS?" Criona Wilson, Invest in ME, Übersetzung von Regina Clos, erschienen auf http://www.cfs-aktuell.de als Artikel des Monats Juni 2006

[125] ebenda

[126] Text- Zitat aus: Speight, Fn 121, S. 39,
Originaltext:
„I rapidly realized that ME sufferers want above all for their condition to be accepted by their doctor and their symptoms validated. They are enormously grateful for this and very forgiving of our failure to cure them. They then wish their doctor to remain engaged with them and their condition, and not to be discouraged by the failure of the patient to recover. Too often doctors reject patients with ME on the grounds that there is

„nothing they can do for them". Even this is preferable to the „one way ticket to the psychiatrist approach" which is again understandably perceived as a form of rejection by the patient." Übersetzung von mir, Daphne Wurzbacher

[127] Hunter, speech 1994, Fn 119

[128] Hunter, Alison, „Forget M.E. Not",
http://www.ahmf.org/forgetmenot.html,
Originalzitat:
„It's not Aids, although it's similar, you can feel equally as ill only it doesn't kill you. Not cancer either. I'm not dying or anything drastic like that. It's M.E. Don't forget M.E." Übersetzung von mir, Daphne Wurzbacher

[129] ebenda, Alison Hunter

[130] „Tagung zu ME/CFS Dezember 2001 in Sydney (Australien), Dokumentation der Alison Hunter Memorial Foundation erschienen", Regina Clos, CFS-Forum 16/17 2003, hrsgg. v. Fatigatio e.V., S. 47

[131] ebenda

[132] Gill AC, Dosen A, Ziegler JB: Chronic Fatigue Syndrome in Adolescents: A Follow-up Study, Journal: Arch Peiatr Adolesc Med. 2004 Mar; 158(3):225-9

[133] vgl. unter „Prognose" die Broschüre von Fn 113, S. 19

[134] gemeint ist der übersetzte Bericht in der Fatigatio Broschüre Nr.9, Fn 113

[135] Fatigatio-Broschüre Nr.9, s.o. Fn 113, S. 34

[136] Rowe, Dr. Peter, in Young, s.o. Fn 99, S.2

[137] Originalzitat aus Alison Hunter, speech, s.o. Fn 119:
„In a perfect world, there would be no need for a group such as M.E.Y.A., but in the interim I would like to see branches established worldwide to support, encourage and above all, empower adolescents, until the day arrives when we can take a pill and be rid of this devastating disease forever.", Übersetzung von mir, Daphne Wurzbacher

[138] Jason und Porter, s.o. Fn 103, S. 7f, „Down aber nicht aussen vor", Brians Geschichte

[139] Zitat von Brian aus ebenda

[140] vgl. http://www.tymestrust.org

[141] vgl. http://www.ayme.org.uk

[142] vgl. http://www.investinme.org

[143] Bell, David S., Robinson, Mary Z., Pollard, Jean, Robinson, Tom und Floyd, Bonnie, „A Parent's Guide To CFIDS: How to Be an Advocate for Your Child with Chronic Fatigue Immune Dysfunction Syndrome", 1999, Haworth Medical Press

[144] CFIDS = ein im amerikanischen Raum häufig verwendetes Synonym für CFS/ME, s. Fn 35, 46

[145] Reinhard Mey: „Manchmal wünschte ich..." Liedtext - Zitat

[146] Campbell, Bruce, Ph.D., „The CFIDS & Fibromyalgia Self-Help Book – A Self-Management Program for Chronic Fatigue Syndrome and Fibromyalgia", mit einem Vorwort von Charles Lapp, 2003

[147] „Recovery from Chronic Fatigue Syndrome: One Person's Story", Bruce Campbell Ph.D., zu finden unter:
http://www.recoveryfromcfs.org/recovery.pdf S. 42

[148] Übersetzung des Ausdrucks von mir, Daphne Wurzbacher

[149] vgl. „Recovery...," siehe Fn 147, S.39

[150] „Chronisches Erschöpfungssyndrom (CFS) - Zehn Strategien für einen besseren Umgang mit CFS", Bruce F. Campbell, Ph.D., erschienen in: Schriftenreihe Informationen Konzepte und Erfahrungen Nr. 13 des Fatigatio e.V., Übersetzung von Regina Clos, erschienen Berlin 2004

[151] ebenda

[152] In der Übersetzung der „10 Strategien..." durch den Fatigatio e.V. (vgl. Fn 150) wird der Begriff „Energie-Grenzen" benutzt. Die Übersetzerin der Broschüre, Regina Clos, hatte den Begriff „Energieschranken" gewählt, der jedoch von der Redaktion in „Energie-Grenzen" abgeändert wurde. Mir liegt der Begriff „Energiespielraum" näher.

[153] Originalzitat: „Is Recovery a Realistic Goal?", Fn 147, Campbell-Manuskript Kapitel 4, S.10, Übersetzung von mir, Daphne Wurzbacher

[154] Kapitel 4 S.10 f Campbell-Manuskript, Fn 147
Originaltext, Übersetzung ins Deutsche und Hervorhebungen von mir, Daphne Wurzbacher:

> „Another issue that all CFS patients face is what goal they should aim for. I struggled with this question for several years, giving different answers at different times. Even though I knew that recovery was unusual for CFS patients, I had trouble letting go of the hope that my old life would return. But aiming for recovery created problems, too. With recovery as my goal I lived on an emotional roller coaster buoyed by signs of progress but devastated by the inevitable setbacks. What was the alternative to hoping for recovery: resigning myself to a lifetime of suffering?
> (...) I finally concluded that whether I recovered was out of my hands. (...) I believed that there was a limit on how much I could improve, but that it was impossible to predict what that limit might be. To avoid likely disappointment, I decided to assume I was part of the larger group who didn't recover and to focus on finding ways to lead a meaningful life.
> (...) So, for me the combination of **acceptance and hope** was crucial. Acceptance meant acknowledging that I had a serious illness and needed to lead a different kind of life. But acceptance was not resignation. I also

had confidence that there would always be things I could do to improve my situation, even if I didn't recover fully.
Combining **acceptance of CFS with hope for improvement** enabled me to resolve my dilemma of how to have a goal that was both realistic and positive."

[155] s.o. Fn 152

[156] siehe Fn 147, S. 16, Kapitel 7 des Campbell – Manuskripts

[157] s.o. Fn 152

[158] vgl. Manuskript von Fn 147, S.40

[159] „Living Within My Envelope: A How-To Story", by JoWynn Johns, March/April 1999 CFIDS Chronicle, the magazine of the CFIDS Association of America., mit einer Aktualisierung auch zu finden auf: http://www.cfidsselfhelp.org/artcl_success_jwj.htm

[160] Der nachfolgende Text in der Tabelle im Original, S.17 des Campbell-Manuskripts, Fn 147

Sleep	7 ½ hours starting by 11pm
Daytime rest	10 – 30 minutes on most days
Activity	4 hours a day. Activities like errands and housework OK in moderation
Exercise	45 minutes walking OK on ground level
Reading & Computer	Reading OK most of time but must limit time on computer, especially at night
Driving	Limit about 2 hours, sometimes tired after 30 minutes
Standing	Limit 1 hour, whether walking, shopping, cooking
Socializing	Usually OK with one person or small group but respond strongly to some people and vulnerable to stressful encounters
Other Illnesses	Make CFS/ME symptoms 30 – 50 % worse. Secondary illnesses are more severe now than before

Emotions	More easily upset than before. Strong emotions trigger CFS/ME Symptoms
Stressors	Life mostly stable at present, thankfully.
Food	Haven't found any food sensitivities so far. Diet same as before
Sense data	Noisy settings and loud voices are very bothersome, e.g. Restaurants

Übersetzung von mir, Daphne Wurzbacher